U0111829

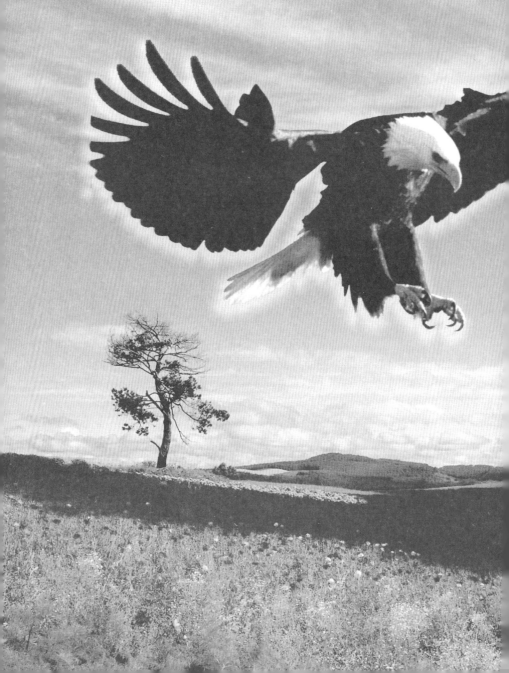

大展好書　好書大展
品嘗好書　冠群可期

大展好書　好書大展

品嘗好書・冠群可期

武術秘本圖解4

甘鳳池
易筋經秘功

原著　吳天佑
整理　三武組

大展出版社有限公司

三武挖整組
（排名不分先後）

【組長】

　　高　翔

【寫作組】

高　飛　　鄧方華　　閻　彬　　余　鶴

景樂強　　董國興　　陳　鋼　　范超強

趙義強　　謝靜超　　梁海龍　　郭佩佩

趙愛民　　黃守獻　　殷建偉　　黃婷婷

甘　泉　　侯　雯　　景海飛　　王松峰

【繪圖組】

高　紳　　黃冠杰　　劉　凱　　朱衍霖

黃　澳　　凌　召　　潘祝超　　徐　濤

李貢群　　李　劍

甘鳳池簡説

1.「（甘）鳳池，（清）江南江寧人，為拳棍名師，拳勇冠天下。得南少林朝元大師親炙，武藝高強」。（圖1）

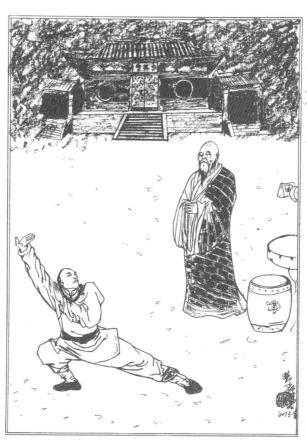

圖1

2.甘鳳池尤精「易筋經」，其「易筋經勁，身
如鐵石，臂力千斤，手能破堅」。（圖2）

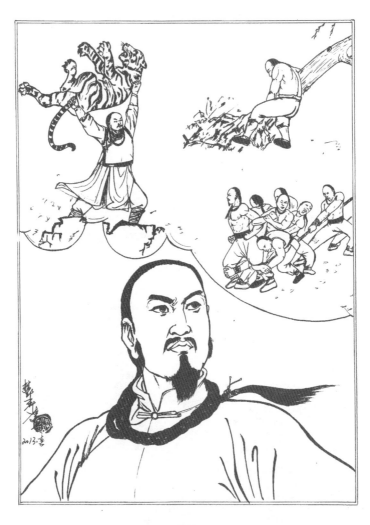

圖2

3. 據傳，甘鳳池「擎其拳，可碎虎腦」。（圖3）

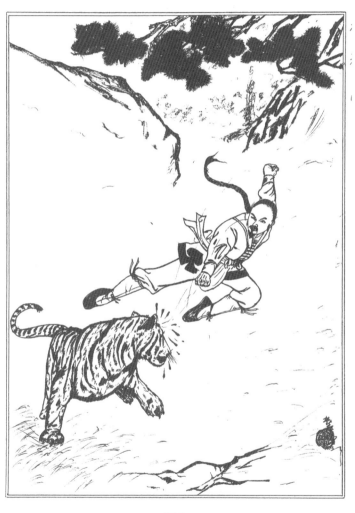

圖3

4. 據傳，甘鳳池「併其指，可貫牛腹」。（圖4）

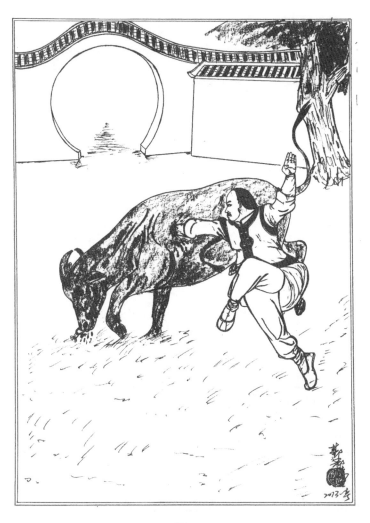

圖4

甘鳳池
易筋經秘功

006

清史稿・甘鳳池傳

甘鳳池，江南江寧人。少以勇聞。

康熙中，客京師貴邸。力士張大義者，慕其名，自濟南來見。酒酣，命與鳳池角，鳳池辭，固強之。

大義身長八尺餘，脛力強大，以鐵裹拇，騰躍若風雨之驟至。鳳池卻立倚柱，俟其來，承以手。大義大呼仆，血滿鞋，解視，拇盡嵌鐵中。

即墨（注：山東即墨）馬玉麟，長軀大腹，以帛約身，緣牆升木，捷於猱。客揚州巨賈家，鳳池後至，居其上。玉麟不平，與角技，終日無勝負。鳳池曰：「此勁敵，非張大義比！」明日又角，數蹈其瑕，玉麟直前擒鳳池，以駢指卻之，玉麟仆地，慚遁。鳳池嘗語人曰：「吾力不逾中人，所以能勝人者，善借其力以制之耳。」

手能破堅，握鉛錫化為水。又善導引術，同裡譚氏子病瘵，醫不效，鳳池於靜室窒牖戶，夜與合背坐，四十九日而痊。喜任俠，接人和易，見者不知為賁育（注：戰國時勇士孟賁和夏育的並稱）。

雍正中，浙江總督李衛捕治江寧顧雲如邪術不軌獄，株連百數十人，鳳池亦被逮，讞擬大辟。世宗於此獄從寬，未盡駢誅。或云鳳池年八十餘，終於家。

江湖間流傳其佚事多荒誕，著其可信者。

吳　序

　　無錫嚴君尹者，雍乾間武功大師也。其先本
世家子，後屢試不售，乃棄文就武，從江南甘鳳
池學易筋經。

　　鳳池師祖，江南江寧人，為天下拳棍名師，
拳勇冠天下。得南少林朝元大師親炙，武藝高
強，易筋經勁，身如鐵石，手能破堅，握鉛錫
化為水。

　　師祖以尹為儒生，又謙和慎默，非挾技凌人
者，青眼相加，全經悉授。相處多載，盡得其
秘。

　　尹歸，閉戶養性，絕口不談武事，人亦不知
其擅此也。生平未收異徒，人有偶聞為請者，皆
婉言謝不敏。尹卒，年九十餘；子三人，亦皆擅
武術，深秘不授人，蓋守父訓也。

其親戚謝某者，知嚴氏藏有甘鳳池易筋真經，久欲得之。不敢請，恐請亦不應焉。乃留心潛學，得間錄之。而後請曰：「聞君家有真經，請一借觀，以償夙願。」三子難之。謝笑，從袖中出一卷曰：「似此不知較君家舊藏為何如耳!？」嚴氏見此，知秘已泄，第囑善藏之，勿輕以炫人也。

謝氏勢微，此卷乃為蔣君所得。知吾好此，遂更錄其，付以相贈。此亦甘鳳池易筋經真譜之由來也。

————無錫蕩口　吳天佑謹識

目 錄

第一章
易筋經上部

凡學者，初基有二：一曰清虛；一曰勇往。清虛無障，勇往無懈。不先辨此，進道無基。

清虛謂何？「洗髓」是也。

勇往為何？「易筋」是也。

易者，變也；筋者，勁也。

原夫人身髓骨以外，皮肉以內，四肢百骸，無處非筋，無用非筋，無勁非筋，聯絡周身，通行血氣，助益精神，提挈動用。試觀：筋弛則痿，筋攣則瘻，筋弱則懈，筋絕則亡。再觀：筋壯者強，筋舒者長，筋勁者剛，筋和者康。此皆內賦也。

於天，外感於病，或盛或衰，非由功修，不成諸壯；今以人功，變弱為強，變攣為長，變柔為剛，變衰為康，易之力也。

然而，功有漸次，法有內外，氣有運用，行有起

止，以至藥物器制、節候歲年，及夫飲食起居，徵驗始終。務宜先辨信心，次立恒心，奮勇往心，堅精進心，如法行持，日修不懈，無不成功也。

第一節　膜　論

髓骨之外，皮肉之內，以至五臟六腑，四肢百骸，無處非筋，亦無處非膜。

膜較於筋，膜為稍軟；膜較於內，膜為稍勁；筋則分縷，半附骨肉；膜則周遍附著骨肉，與筋有分。其狀如此。練筋則易，練膜則難。

蓋操練之功，以氣為主。天地生物，氣之所至，百骸生長；修煉氣至，筋膜齊堅。然而，筋體虛，運氣至，則起膜；體沉濁，氣不倍，不能起發。練至筋起之後，必宜倍加功力，務使周身膜皆騰起，與筋齊堅，外著於皮，並堅其內，始為氣充，始為了當。否則，筋無助，譬猶植物無培於土，非曰全功。

第二節　內壯論

內與外對，壯與衰對。壯焉可歆也，外可略也。內壯言道，外壯言勇。道植聖基，勇僅俗務，隔霄壤

矣。

　　凡練壯，其則有三。

一曰：守中

　　此道練法專於積氣，下手之妙要於揉。其法詳後。

　　凡揉之時，解襟仰臥，手掌著皮，其一掌，下胸腹之間，即曰中。（圖1-1）

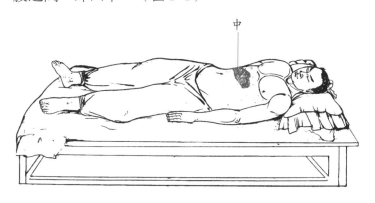

圖1-1

　　唯此「中」，乃存氣之地，應須守之。須含眼光、凝耳韻、勻鼻息、緘舌氣，四肢不動，一意冥心，存想中處，先後存忘，漸漸至於如如不動，是名曰守。斯曰合勢。

　　蓋揉在於是，守在於是；則一身中精氣與神，俱注於是。久久積之，是成功效。設或雜念紛紛，馳想世務，神氣遂不凝注，虛所揉矣，無有是處。

二曰：萬勿它及

人身之中，情、神、血不能自主，悉從乎意，意行則行，意止則止。守中之時，一意掌下，是為合勢。

設或馳念一掌之外，又或馳念於各肢體，其所積精氣與神，隨散之於肢體，即或外壯，而非內壯矣。揉而不積，虛所揉矣，無有是處。

三曰：待其充周

凡揉與守，所以積氣，氣既積矣，精神、氣血，悉附之守。守之不馳，揉之且久，唯中蘊，而不旁溢。真積力久，自然充滿周遍。即孟子所云：「至大至剛，塞乎天地之間者，自然為浩然之氣也。」

設若未及充周，馳意外走，散於四肢，則內壯不堅，外勇亦不全矣，兩無是處。

第三節　揉　法

諺語有云：「筋骨磨礪而後能壯。」唯此揉法，磨礪之義也。其則有三。

一曰：春月起功

蓋此法大約三段，每段一百日。初行時，必須解襟；次段工夫，必須見身。宜取二月中旬，下功為

始，以後漸暖，乃為通便。

二曰：揉有定勢

人之一身，右氣、左血。凡揉之法，宜自右邊推向左邊。是蓋氣入於血分，令其通融；又取胃居於右，揉令胃寬，能多納氣；又取揉者右掌有力、便於、不勞。

三曰：揉宜輕淺

凡揉之法，雖曰人功，功宜法天義。天地生物，漸次不驟，氣至自生，候至自成。揉者法之，但取推盪，徐徐往來，勿輕勿重，久久自得，是為合勢。

設令太重，必傷皮膚，則生斑痱；深則傷於肌肉筋膜，則生腫熱，兩無是處。

設有下功急迫，而不遇春夏，擇深邃之居，溫暖之處；或設爐火，使暖氣遍滿室中，亦可為之矣。

第四節　日月精華

太陽之精，太陰之華，二氣交融，化生萬物；古人知之，而善咽之。其法秘密，世人莫傳也。況無堅志，且無恒心，是虛負居諸也。

凡行內練者，自初功起，至於成功，以至終身，無論忙閑，勿論時候，而此採精練華之功，不可間

斷。其所以採咽者，蓋取陰陽精華，益我神氣，瘀滯漸消，清靈自長，萬病不生，良有大益。

採咽之法：

日取於朔，謂與月初交，其氣新也。月取於望，謂金生盈滿，其氣旺也。

設朔望日，值有陰雨，或值不暇，則取初二、初三、十六、十七。若過此六日，虛而不可取也。

取日於朔，宜初出時，登高默對，調勻鼻息，細吸光華，令滿一口，閉息凝神，細細咽下，以意送之，至於宮中，是為一咽。如此七咽，靜存片時，然後起行，徑從應酬。

望取月華，亦如此法，於戌亥時，採吞七咽，此乃天地自然之利。

唯有恒者，為能享用之，亦唯篤信者，乃能自取用之。

第五節　內壯服藥法

練壯之法，外資於揉，內資於藥。行功之始，先服一丸，約藥入胃將化完時，即行功夫。

揉與藥力，兩相湊迎，乃為得法。過與不及，皆無益也。每功一日，服藥一丸，照此為常。

一、內壯丸藥方

野蒺藜（去刺炒）、白茯苓（去皮）、白芍藥（火煨）、大熟地（酒洗）、辰朱砂（水飛）、全當歸（酒洗）、于白术（土炒）、真人參（去節）、粉甘草（蜜水炙）、大川芎（炙炒）。

共為末，煉蜜為丸，藥重一錢（1錢＝5克，後同），或湯或酒送下，每服一丸。

又方用：

女貞子（揀淨）、建蓮肉（去心）、牡蠣（水洗白，色煨）、山藥，各等分。

為末，麵糊丸，如同桐子大，每服二錢，白湯送下。

一云，多方品合，其力不專，另立一方：

只取野蒺藜一斤(炒去刺)（1斤＝500克，後同），細末蜜丸，每服一錢或二錢。

一方用：

白茯苓一味，去皮為末，每服一錢，蜜水調下；或煉蜜為丸；或以茯苓塊浸於蜜中，久浸愈佳。

一方用：

朱砂水飛，每服三分，蜜水調下。此方次之，不可久服。

二、盪法藥水方

行功之時，宜頻盪洗，法用地骨皮、食鹽煎水，乘熱盪洗，則氣血融和，肌膚舒暢。

蓋所鹽能補堅，功力易入；涼能散火，不致聚熱。

或一日一洗，或二日一洗，以此為常，功成乃已。

第六節　初月行功法

初揉之時，擇少年童子數人，更番揉之。一取力小，揉推不重；一取少年血氣壯盛。

未揉之先，服藥一丸，藥將化時，即行揉法，與藥力一齊運行，乃得其妙。

揉時解襟仰臥，心下臍上，適當其中，按以一掌，自右向左，推而揉之。徐徐往來，勻勻勿亂，掌勿離皮，亦勿游動，是為合法。（圖1-2）

當揉之時，冥心內觀，守中存想，勿忘勿逐，意不它馳，則神悉皆附注一掌之下，是為真正火候。若守中純熟，推揉勻靜，正揉之際，意不它往，竟能熟睡，更為得法，勝於醒守也。

如此行持約略一時，為不能定，以大香二炷為

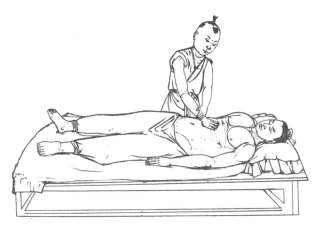

圖1-2

則，早、午與晚，共行三次，日以為常。如少年火盛，只宜早晚二次，恐其火聚，或致它虞。

行功既畢，靜睡片時，清醒而起，不妨應酬可也。

第七節　二月行功法

初功一月，氣已凝聚，胃覺寬大，其腹兩旁，筋皆騰起，各寬寸餘，用力努之，硬如木片，是有驗也。

兩脅之間，自心至臍，軟而有陷，此則是膜較深於筋，掌揉不到，不能騰也。至於此時，於前揉處一掌之旁，各開一掌，仍為前法，徐徐揉之。（圖1-3）

其中軟處，用木杵深深搗之。（圖1-4）

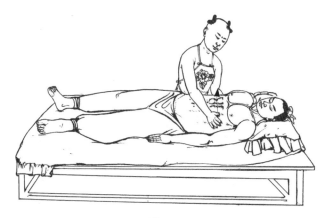

圖1-3

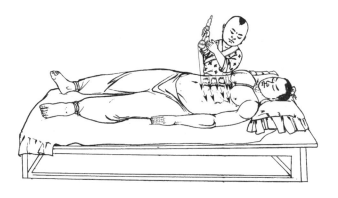

圖1-4

　　久則膜皆騰起，浮至於皮，與筋齊堅，至全無軟陷，始為全功。

　　此揉、搗之功，亦唯二香，日行三次，以為常則，餘仍應酬。

第八節　三月行功法

功滿兩月，其間陷處，至此略起，乃用木槌，輕輕打之。（圖1-5）

兩旁所揉各寬一掌處，都用木槌，如法搗之。（圖1-6）

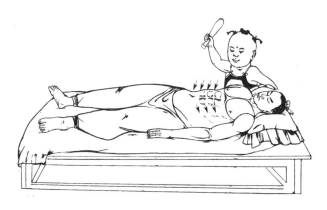

圖1-5

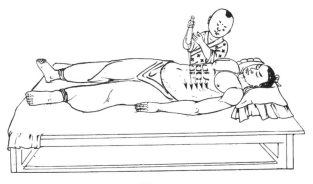

圖1-6

又於其兩旁，至兩肋梢，各開一掌，如法揉之。
（圖1-7）

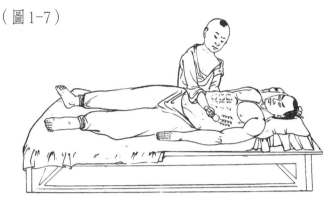

圖1-7

亦唯二香，日行三次。

第九節　四月行功法

功滿三月，其中三掌，皆用木槌打之；其外二掌，先搗後打。（圖1-8、圖1-9）

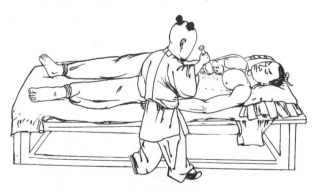

圖1-8

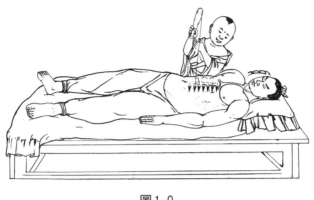

圖1-9

日行三次，俱準二香。

功逾百日，則氣滿筋堅，膜亦騰起，是為有驗。

第十節　行功輕重法

初行功時，以輕為主。尤宜童子，其力平也。

一月之後，其氣漸堅，須用有力者，漸漸加重，乃是合宜。切勿太重，或致動火；切勿游移，或致傷皮。慎之！慎之！

第十一節　行功淺深法

初行功，用揉取其淺也。此漸加力，是因氣堅，而增其重，仍是淺也。次功用搗，取其深也。再次用

之打，打外屬淺，搗內屬深。內外皆堅，方有得。

第十二節　兩肋分內外功夫

功逾百日，氣已盈滿，天地之間，充塞周遍，譬之澗水拍岸浮堤，稍加決導，則奔放之地，無處不到，不復在澗矣。當此時，切勿用意引入四肢，所揉之外，勿輕用槌杵搗打。略有引導，則入四肢，即成外勇，不復歸來，不成內壯矣。

入內之法：乃用石袋，自從心口至兩肋梢，骨肉之間，密密搗之。（圖1-10）

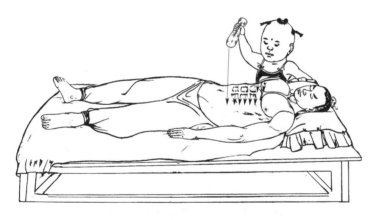

圖1-10

兼用揉法。（圖1-11）

並用打法。（圖1-12）

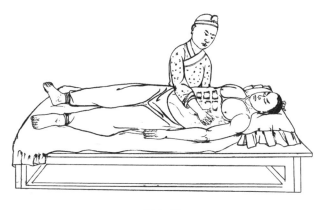

圖1-11

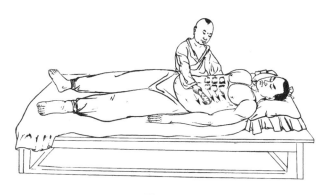

圖1-12

　　如是久之，則其所積充周之氣，循循入骨，入骨
有路，則不旁溢，始成內壯也。

　　內外兩歧，於此分界，極宜審辨，不令中間稍有
夾雜。若輕用引弓弩、拳敲打等勢，一併其路，即趨
於外，縱加多功，亦不入內矣。慎之！慎之！

第十三節　木槌木杵勢

　　木槌、木杵，皆用堅木為之，其最降香；其文楠、紫檀、花梨、白檀、鐵梨，皆堪製用。

　　槌長一尺，圓圍四寸（1尺≈33.33公分，1寸≈3.3公分，後同），把細、頂粗。其粗之中處，略高少許，取其高處著肉，而其兩頭稍有間空，是為合勢。（圖1-13）

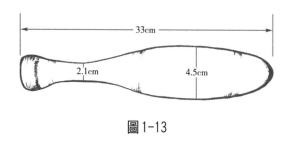

圖1-13

　　杵長一尺六寸，中徑寸半，頂圓而微尖，即為合勢。（圖1-14）

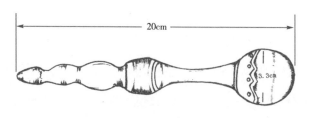

圖1-14

第十四節 石袋勢

木槌、木杵，用於肉處；骨縫之間，悉宜石袋。

石取圓潔，令無稜角，大如葡萄，小如榴子，生於水中者佳。山中者燥，燥能動火；土中者，鬱氣不宣暢，皆不宜選。稜角尖硬，慮傷筋骨，皆不取也。

袋用細布縫作圓筒，如木杵形，圓其頭，長約八寸，其次六寸，其次五寸；石用八兩，其大一斤，其最大者二十兩。（圖1-15）

分置袋中以指扣之，挨此撲打。久久骨縫之膜，皆堅壯也。（圖1-16）

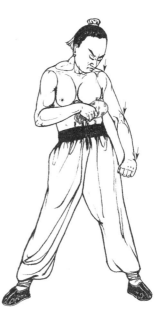

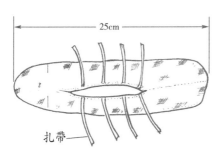

25cm

扎帶

圖1-15　　　　　　圖1-16 石袋扣打骨縫

第十五節　五、六、七、八月行功法

功逾百日，心下兩旁至肋之梢，已用石袋打，而且揉矣。此處乃骨縫之交，內壯、外壯於此分界。

即於此時，不向外引，則其積氣，向骨縫中行矣。氣循打處，逐路而行，則自心口，打至於頸。（圖1-17）

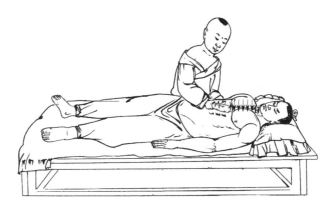

圖1-17

又自肋梢，打至於肩。（圖1-18）

週而復始，不可倒行。

日行三次，其則六香，勿得間斷。如是百日，則氣充滿前懷，任脈充滿矣。

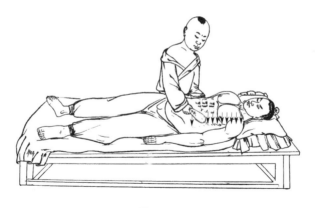

圖1-18

第十六節　九、十、十一、十二月行功法

功至二百日，前懷氣滿，任脈充盛，宜運入脊後，以充督脈。

從前之氣，已上肩頸。今自肩頸，照前打法，兼用揉法，上行至枕，中至夾背，下至尾閭，處處打之。週而復始，不可倒行。（圖1-19）

脊旁軟處，以掌揉之。（圖1-20）

或用槌杵，隨便搗打。（圖1-21）

日準六香，共行三次。或上或下，或左或右，揉打周遍，用手遍搓。

如此百日，氣滿齊，後能無病，督脈充滿。

凡打一次，用手遍搓，令其均潤，無滯無礙。

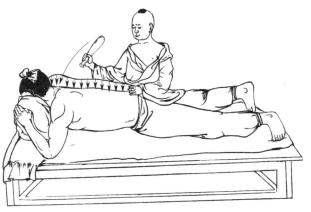

圖1-19

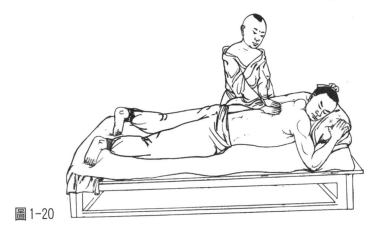

圖1-20

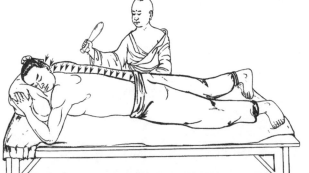

圖1-21

第十七節　配合陰陽說

天地一大陰陽也，相交而後萬物生；人身一小陰陽也，陰陽自交而後能無百病，此亦陰陽互用之妙。內則氣血交融，自然無病，無病則壯，其理分明。然功夫亦借陰陽交互之義，以外助盜天地萬物之天機也。

凡行此功，始先卻病。凡人之身，陽衰多患痿弱、虛憊等症，宜用童女或少婦三進氣以助之（亦云宜童女或少婦依法揉之）。（圖1-22、圖1-23）

蓋女子外陰而內陽，借取其陽，以助其衰，是為至理。

若陽盛陰衰者，多患火症，宜用童子三進氣以消

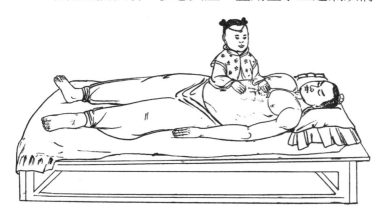

圖1-22

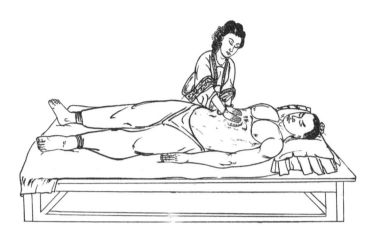

圖1-23

之（亦云宜童子或少婦揉之），蓋男子外陽而內陰，
借其陰以制其盛，亦是元機，至於無病。（圖1-24）

　　人行此功者，則從其便，若用童男童女相間行
功，令陰陽和暢，更屬妙理。

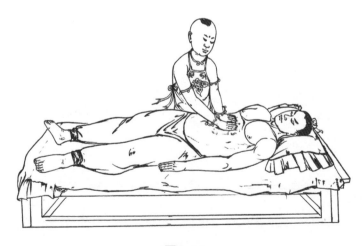

圖1-24

第十八節　下部功夫

　　積氣三百餘日後，任督二脈，悉皆充滿。乃行下部功夫，令其通貫。

　　蓋任督二脈，在母胎時原自相同，出胎以後，飲食出入，隔其前後通行之道。督脈自上齦循項行脊下至尾閭。（圖1-25）

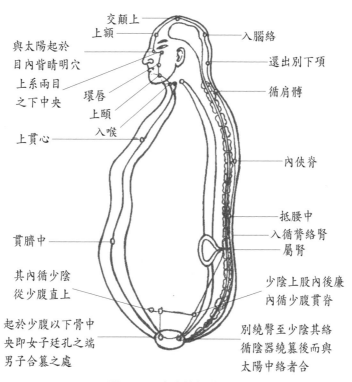

與太陽起於
目內眥睛明穴
上系兩目
之下中央
環唇
上頤
入喉
上貫心
交顛上
上額
入腦絡
還出別下項
循肩髆
內俠脊
抵腰中
入循脊絡腎
屬腎
貫臍中
其內循少陰
從少腹直上
少陰上股內後廉
內循少腹貫脊
起於少腹以下骨中
央即女子廷孔之端
男子合纂之處
別繞臀至少陰其絡
循陰器繞纂後而與
太陽中絡者合

圖1-25　督脈循行圖

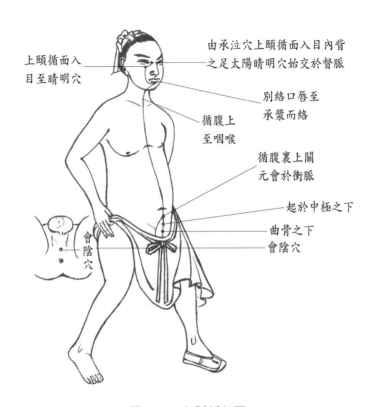

上頤循面入
目至睛明穴

由承泣穴上頤循面入目內眥
之足太陽睛明穴始交於督脈

別絡口唇至
承漿而絡

循腹上
至咽喉

循腹裏上關
元會於衝脈

起於中極之下

曲骨之下

會陰穴

會陰穴

圖1-26　任脈循行圖

任脈自承漿循胸行腹下至會陰。（圖1-26）

兩不相貫，今行下部功夫，則氣至可相得而交旋矣。

行此功者，其法在兩處，其目有十一段。

兩處者，一在睪丸，一在玉莖。

在睪丸者：曰攢、曰挣、曰搓、曰拍。

在玉莖者：曰咽、曰摔、曰撫、曰握、曰洗、曰

束、曰養。

以上十一字，除咽、洗、束、養四字，餘七字皆用手行功。自輕至重，自鬆至緊，自勉至安，週而復始，不計遍數。日行六香，分行三次，百日功成。則其氣充足，超越萬物矣。

咽者，初行功之始，先吸精氣一口，以意咽下，默送至胸；再吸氣一口咽下，送至臍間；再吸氣一口咽下，送至下部行功處。然後乃行攢、挣等功。

握字功，皆用努氣至頂，乃為得力，日以為常。

洗者，以藥水逐日盪洗二件也。一取通和氣血，一取蒼老皮膚。

束者，功畢、洗畢，用軟帛作繩，束其莖根，鬆緊適宜，取其常伸不屈之意。

養者，功成物壯，鏖戰勝人，是其本分；猶恐其懶，或致它虞，先用舊鼎，時或養之。養者，安間溫養，切勿馳騁，務令慣熟，然後能無敵也。

此功行滿百日，久久益佳。柔者剛，弱者強，縮者長，病者康，居然偉丈夫矣。

雖木石鐵槌，我何慍哉！（圖1-27）

以之鏖戰，世間無敵；以之採取，即得玄珠；以之延嗣，則百斯男。天下之道，孰妙於是！

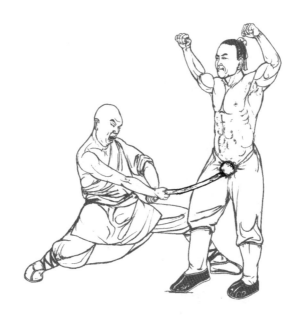

圖1-27　鐵錘擊襠而無恙

第十九節　行功禁忌

自上部初功，至此，凡三百餘日，勿多近內。

蓋此功以積氣為主，而精神隨之。初百日內，全宜禁之。

百日功畢，然後可進內一次，以疏導其滯。或多二次，切不可三也。向後皆同此意。

至下部時，五十日疏放一次，以去其舊，令生其新也。以後慎加保護，作壯之本，萬勿浪用，珍之！珍之！

此後，功成氣堅，收放在我，順施則人，逆施則神，非凡寶可論價值也。

第二十節 下部洗藥方

行下部功，常宜洗藥，日日盪洗，不可間斷。蓋取藥力通和血氣，蒼老皮膚，又取解熱退火，不致它變也。

法用：地骨皮、蛇床子、甘草，各量。

用煎湯，先溫後熱，緩緩盪之，早晚二次為常。

第二十一節　用戰無敵

精氣與神，練至堅固，本期用作根基也。設人緣未了，用之臨敵，當對壘時，其切要處，全在於意有所寄，氣不外馳，則精自不狂，守而不走。

設若延嗣，則按時審候，應機而射，無不一發中的，無有不孕者。或有鏖戰，則閉氣存神，按隊行兵，自然無敵。

若於下練之時，加吞咽吹吸等功，相間行熟，則為泥外採補，最上行功也。

第二十二節　內壯神勇

　　壯有內、外，前唯言其分量，尚未究竟，此再明之。

　　自脅肋揉打之功，氣入骨分，至令任督二脈氣充遍滿，前後交接矣。尚未見力，何以言勇？蓋以氣未到手也。

　　法用石袋，照前打之，先從右肩前打，依次打至右手中指之背。（圖1-28、圖1-29）

　　又從肩前打至大指、食指之背。（圖1-30、圖

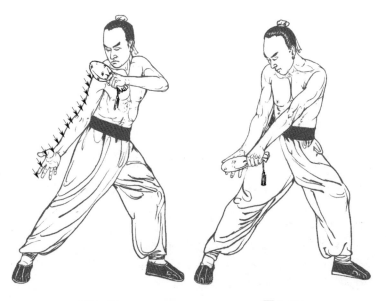

圖1-28　　　　　　　　　圖1-29

1-31）

　又從肩後打至無名指、小指之背。（圖1-32、
圖1-33）

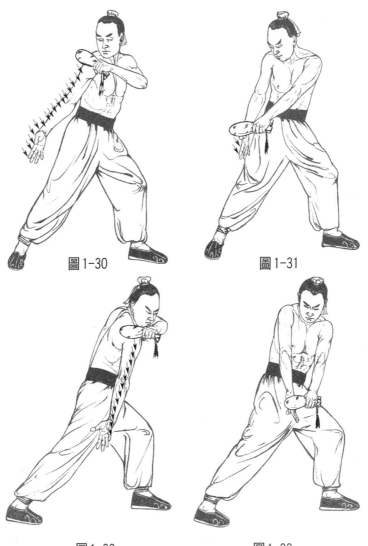

圖1-30

圖1-31

圖1-32

圖1-33

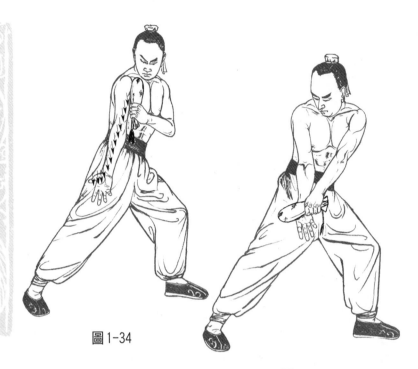

圖1-34

圖1-35

又從肩裡打至掌內大指、食指之梢。（圖1-34、圖1-35）

又從肩外打至掌內中指、無名指、小指之梢。（圖1-36、圖1-37）

打畢，用手處處搓揉，令其勻和。（圖1-38、圖1-39）

日限六香，分行三次，時常盪洗，以疏氣血。功滿百日，其氣始透，乃行左手，仍準前法，功亦百日。

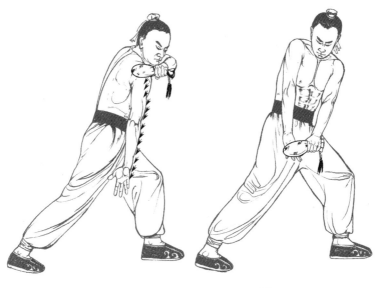

圖1-36　　　　　　　圖1-37

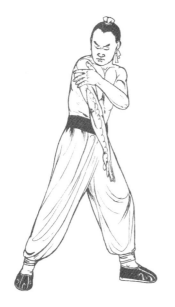

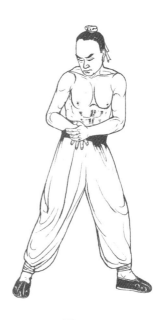

圖1-38　　　　　　　圖1-39

至此，則骨中生出神力。久久加功，其臂、腕、指、掌迥異尋常，以意努之，硬如鐵石。

　　併其指，可貫牛腹。（圖1-40）

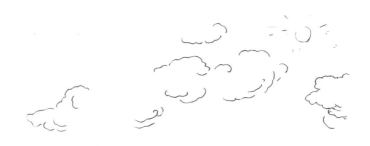

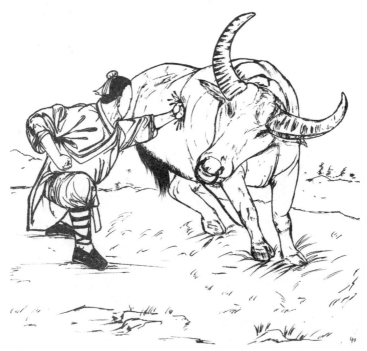

圖1-40　併指洞牛腹

側其掌，可斷牛頭。（圖1-41）

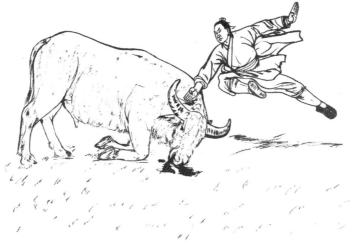

圖1-41　側掌斷牛頸

擎其拳，可碎虎腦。（圖1-42）

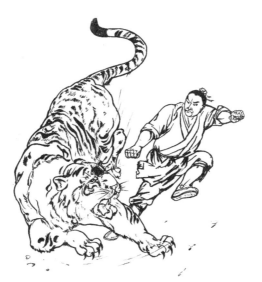

圖1-42　拳碎虎腦

第二十三節　練手餘功

練手之際，用功之後，常以藥水頻頻盪洗。初溫後熱，最後大熱；自掌至腕，皆令周遍。（圖1-43）

盪畢勿拭，即乘熱擺撒其掌，以至自乾。擺撒之際，以意努氣，至於指梢，是生力法。（圖1-44、圖1-45）

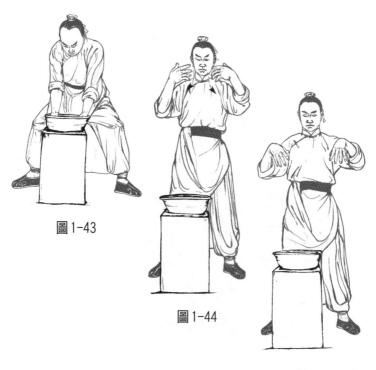

圖1-43

圖1-44

圖1-45

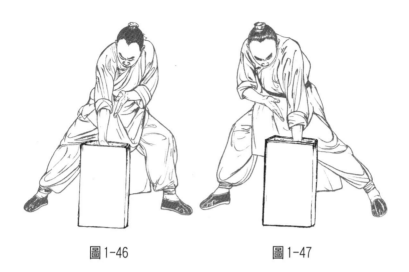

圖1-46　　　　　　　　　圖1-47

　　又以黑、綠二豆，拌置斗中，以手插豆，不計遍數。（圖1-46、圖1-47）

　　一取盪洗，和其血氣；一取二豆，能解火毒；一取磨礪，堅其筋骨，厚其皮膚。如此功久，則從前所積之氣，行至於手，而力充矣。

　　其皮內筋膜與骨相著，而不軟動，混元一體。如不用之時，與常人無異，用時任意一努，則堅如堅石，以之擊撞，則物不能當。蓋此力自骨中生出，與世俗所云外壯，迥不相同。

　　內外之分，看筋可辨：內壯者，其筋暢，其皮膚細膩，而力極重；若外壯者，其粗老，其掌與腕處之筋，悉皆蟠結，狀如蚯蚓，浮於皮外，而其力雖多，終無基矣。此內外之辨也。

第二十四節　外壯神勇八段錦

　　內壯既熟，骨力堅凝，然後可引達於外。蓋以其根在於內，由內達外之功，概以八法：

　　曰提。（圖1-48）

　　曰舉。（圖1-49）

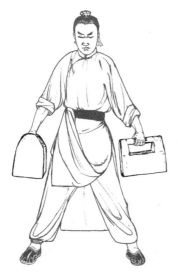

圖1-48　提

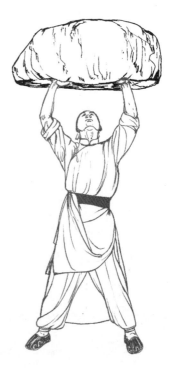

圖1-49　舉

曰推。（圖1-50）

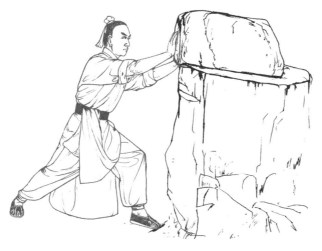

圖1-50　推

曰拉。（圖1-51）

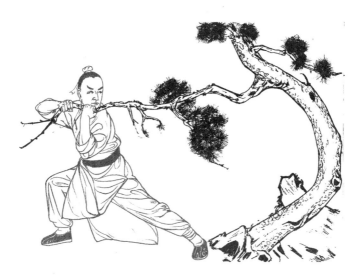

圖1-51　拉

曰揪。（圖1-52）

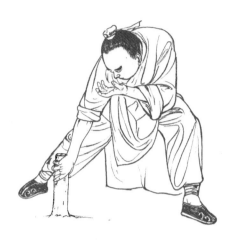

圖1-52　揪

曰按。（圖1-53）

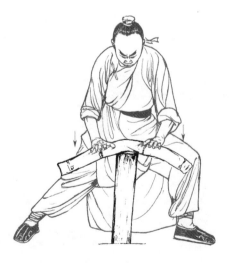

圖1-53　按

曰抓。（圖1-54～圖1-56）

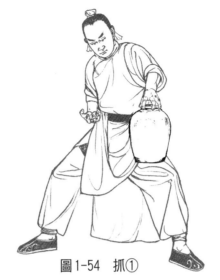

圖1-54 抓①

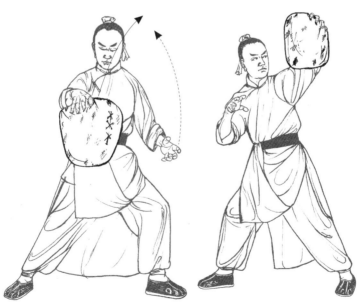

圖1-55 抓② 　　圖1-56 抓③

曰擰。（圖1-57、圖1-58）

依此八法，努氣行之，各行一遍，週而復始，不計遍數。亦唯六香，日行三次。久久成功，則力充於周身矣。

用時照法取力，無不回應，駭人聽聞！

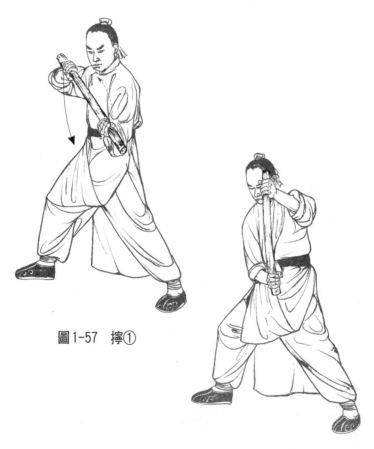

圖1-57　擰①

圖1-58　擰②

古所謂：

手托城閘。（圖1-59）

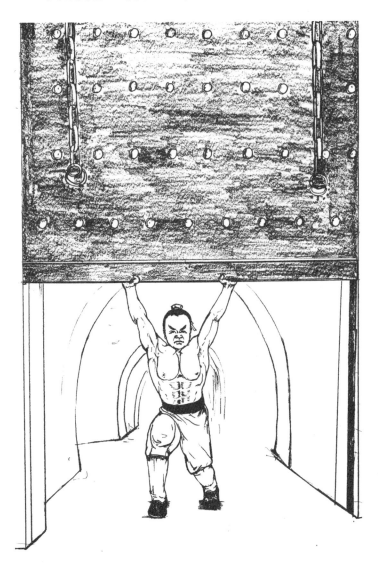

圖1-59　手托城閘

力抗舉鼎。（圖1-60）

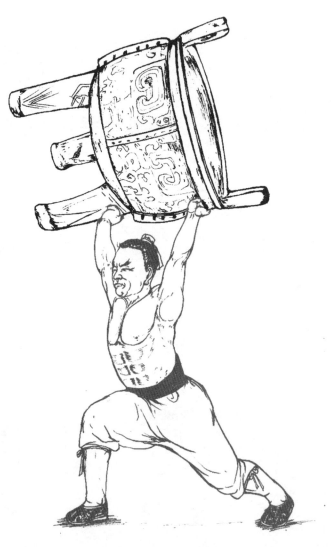

圖1-60　力舉重鼎

手格猛虎。（圖1-61）

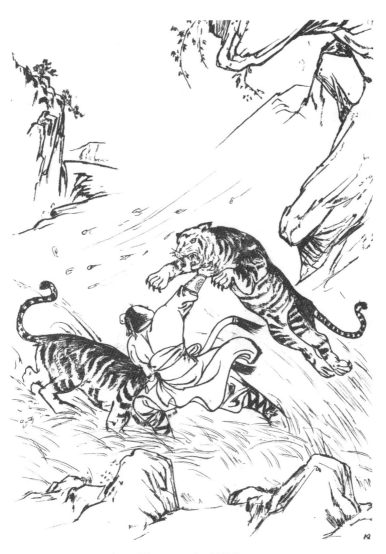

圖1-61　赤手搏虎

拽舟於陸。（圖1-62）

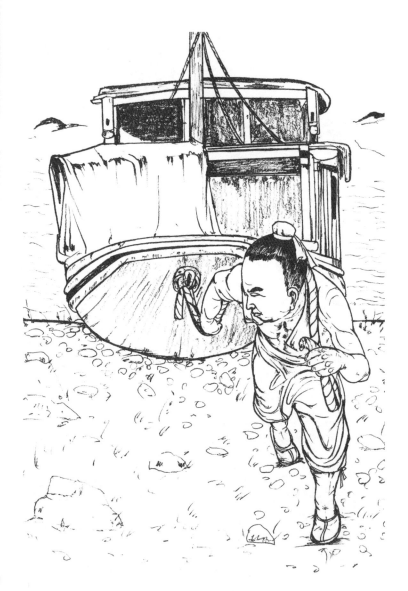

圖1-62　抽舟於陸

挾舟而走。（圖1-63）

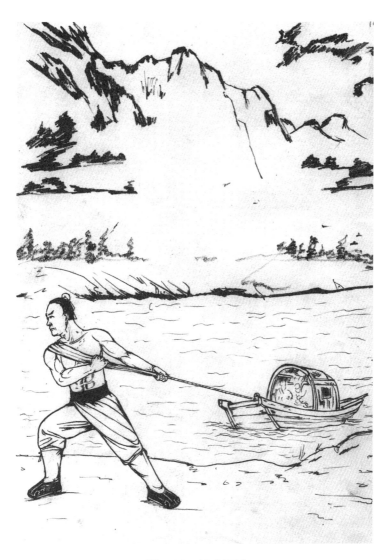

圖1-63　挾舟而走

植氅於風。竊舟於壑。（圖1-64）

　　俱非異事。其八法，皆逐字單行，以次相及，更為專精，任從其便。

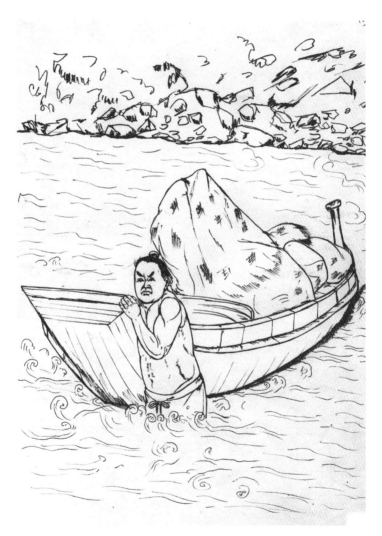

圖1-64　竊舟於壑

第二十五節　神勇餘功

內外兩全，益稱神勇。其功畢矣，以後常宜演練，勿輕放逸。

一擇園林諸樹之中，大且茂者，是得其本，取土、木相旺之意，與眾殊也。暇時，即便至樹所，任意行功，或槌，或托，或推，或拉、踢、撥，諸般技藝，任意為之。蓋取其精氣，又取努以生力，又取不假人功也。（圖1-65～圖1-70）

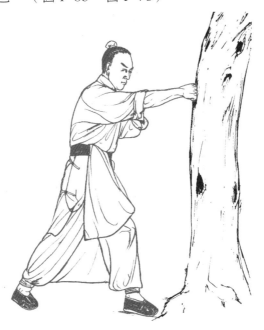

圖1-65

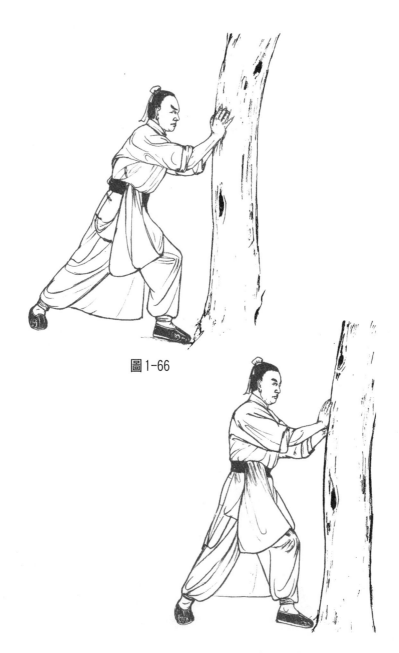

圖1-66

圖1-67

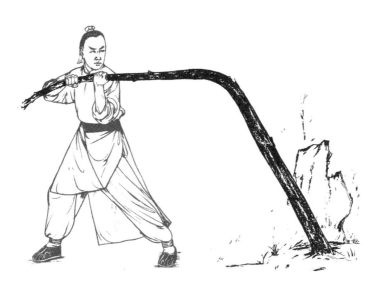

圖1-68

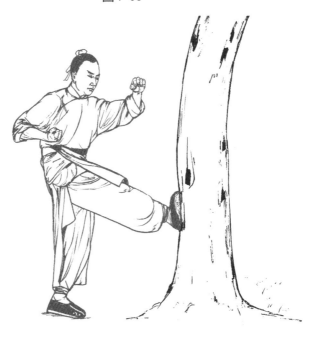

圖1-69

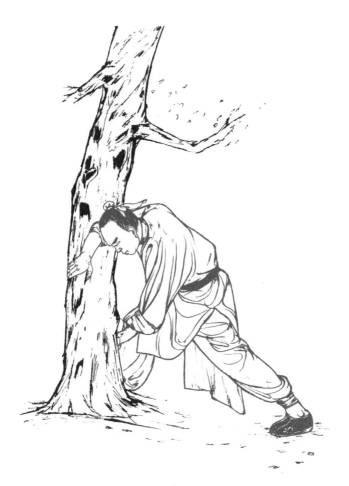

圖1-70

　　一擇山野挺立大石，秀潤完好，殊於眾者。時就
其旁，亦行推、按種種字法，時常演之。蓋木石實為
天地之精英，金石之美潤，實稟山川之靈秀，我能取
之，是為有用。稽古大舜，與木石居，非漫然也。
（圖1-71、圖1-72）

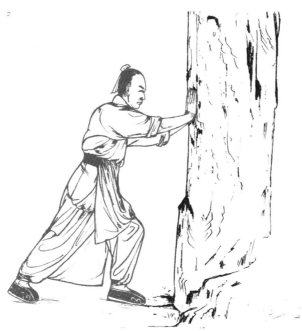

圖1-71

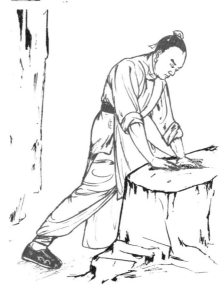

圖1-72

【後論】

此法不練不成，一練即成，小練小成，大練大成，久練久成，永無退功。敝人世利益，孰能及此，或問行功之要，曰勇、智、仁，又曰信、端、恒而已矣。

聞，康熙年間，內府教師楮公，年近古稀，貌若少年，身如鐵石，臂力千斤。駕五馬之大車，一手握其軫，則車不能前；略後，則牲口倒退；或前推，則一駒撲倒；或舉轅，則兩輪離地──面不紅，氣不喘，嘻笑自若，是易筋之功也。

又，閩東俞文海，亦善此法，角藝擅氣，爽如奔馬，大刀、大石几石，強功舞舉，博弈如戲，亦此之力。

凡行此功者，勇冠古今，身享遐齡，效驗若此。

第二章
易筋經下部

第一節　上三段功

易筋之行功也，先立上三段功：

1.首下焦，須以意注於丹田。（圖2-1）

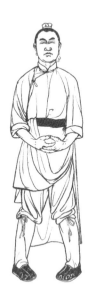

圖2-1

2.行三月後，始行中焦功，須以意注氣，左升右降。（圖2-2）

3.然後行上焦功，仍要以意注氣，下行丹田。（圖2-3）

肩要落窩，立腳要內八字，初立時，以一寸香為規；日增至四寸香為率，日行三次為要。

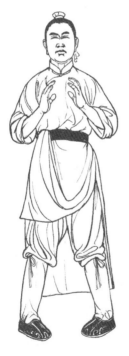

圖2-2

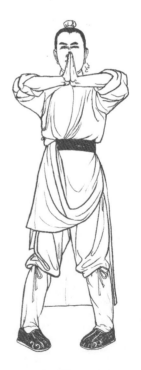

圖2-3

4. 立過香後，令血氣盛旺，童子輕揉人字骨下二寸許。（圖2-4）

5. 三月後，揉開至兩肋，名長搓。（圖2-5）

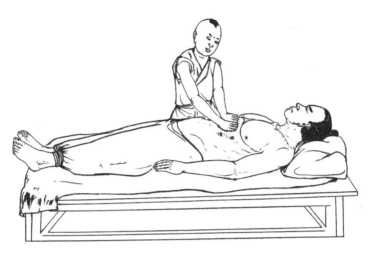

圖2-4

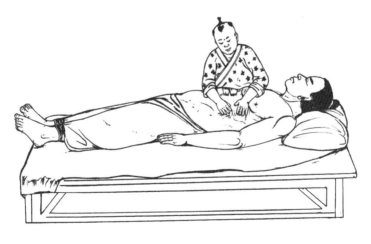

圖2-5

6. 然後，用鉛球一個，周身亂滾，日行三次。
（圖2-6）

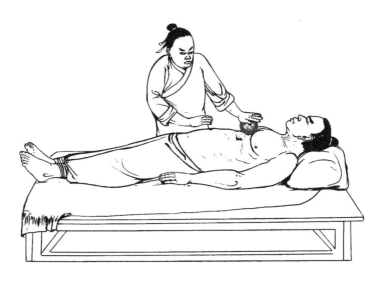

圖2-6

第二節 下四段功

1. 行過上三段功，接行下四段功。每段以意注氣，逐節下行，以念口氣逐節下行，以念口氣為定。再換別段，亦如之。（圖2-7～圖2-11）

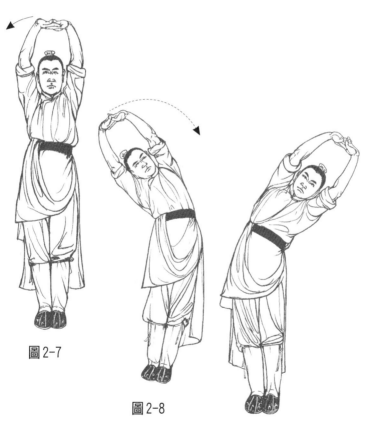

圖2-7

圖2-8

圖2-9

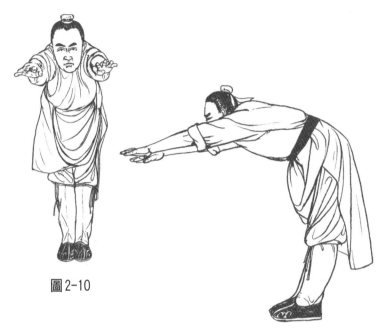

圖 2-10

圖 2-10附

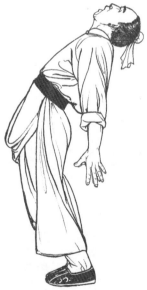

圖 2-11

2. 立過後，用鉛條於骨縫內細勤；再用小鉛球、
中鉛球、大鉛球、鉛車，周身滾到。（圖2-12～圖
2-14）

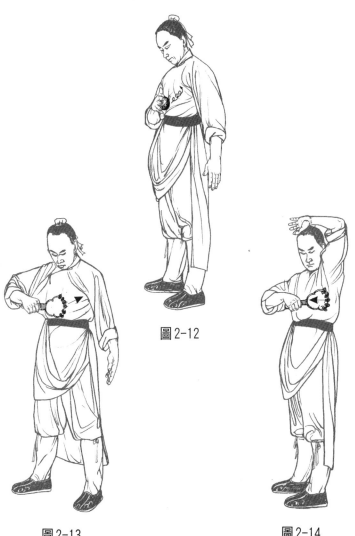

圖2-12

圖2-13

圖2-14

3. 又用石子袋、降香槌、鉛粉袋周身打到。（圖
2-15～圖2-23）

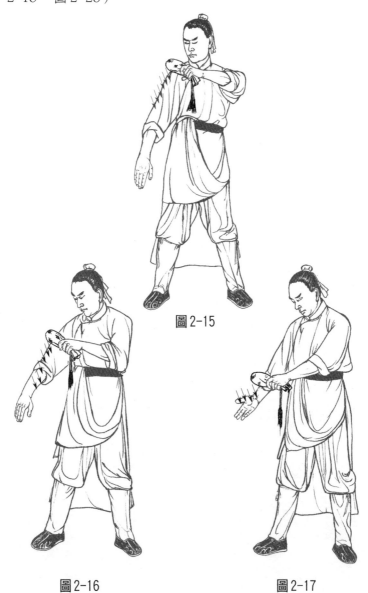

圖2-15

圖2-16

圖2-17

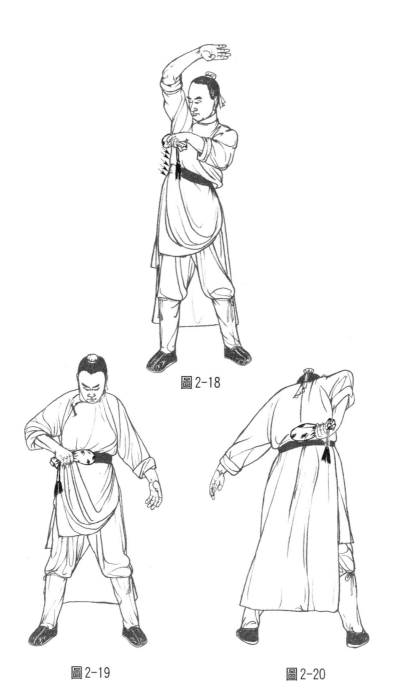

圖2-18

圖2-19

圖2-20

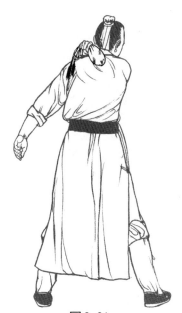

圖 2-21

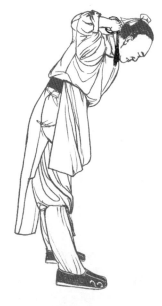

圖 2-22

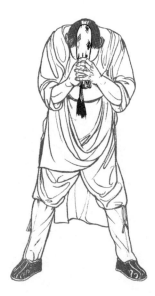

圖 2-23

4. 又用大力人，於人字骨下，用力推三十六。
（圖2-24）

5. 推如是，行功一月後，用大力人，於人字下，用力蹈三十六。（圖2-25）

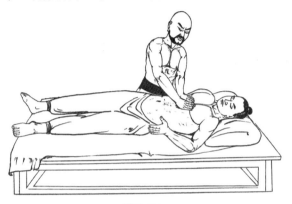

圖2-24

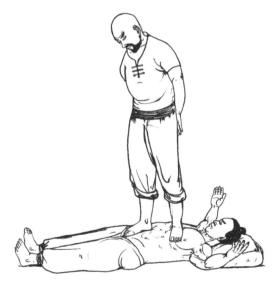

圖2-25

6.蹈過，用大力人，拳打人字骨下。（圖2-26）

日行三次，俱以香寸為定。

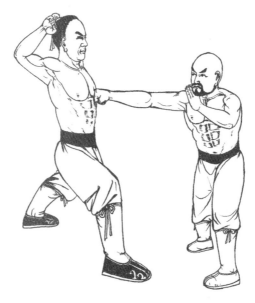

圖2-26

【鉛橄欖】

重二斤，擦手心用。（圖2-27）

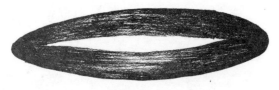

圖2-27

【降香槌】

槌長尺八寸，圍二寸。（圖2-28）

【石子袋】

用小石子，如黃豆者。（圖2-29）

【鉛車】

車上小鉛球每只重六兩，用於滾身。（圖2-30）

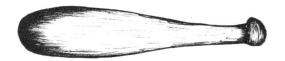

圖2-28

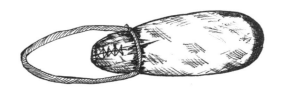

圖2-29

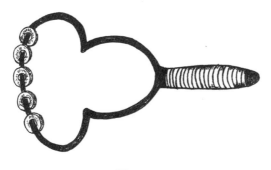

圖2-30

【小鉛球】

重六兩。（圖2-31）

【中鉛球】

重八兩。（圖2-32）

【大鉛球】

重一斤。（圖2-33）

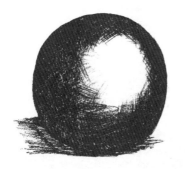

圖2-31

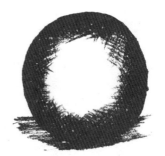

圖2-32

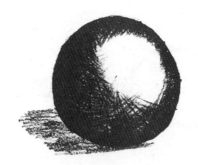

圖2-33

【鉛槌】

本身重十八斤，每餅重二斤。力漸加，則餅可逐漸加上。（圖2-34）

【鉛粉袋】

內用鉛粉三斤，緊如槌。（圖2-35）

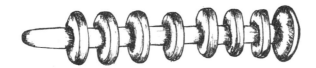

圖2-34

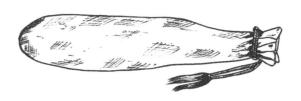

圖2-35

第三節　練臂勁功

行過上下七段功夫，再行臂勁。先右後左，次前勁，次後勁。

其法：

1. 先將兩手交指，往上一振，徐徐成，功四勢。（圖2-36～圖2-42）

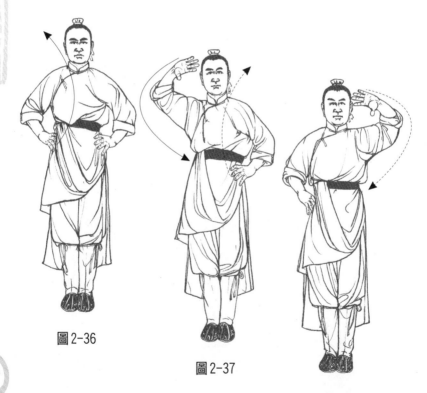

圖2-36

圖2-37

圖2-38

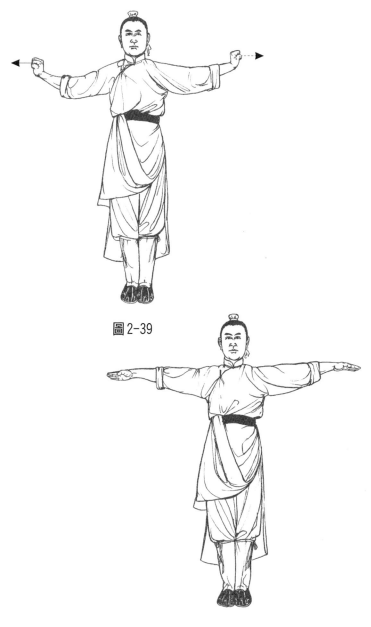

圖 2-39

圖 2-40

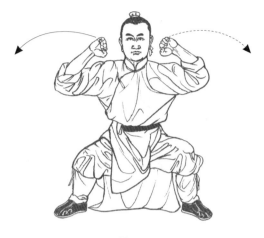

圖 2-41

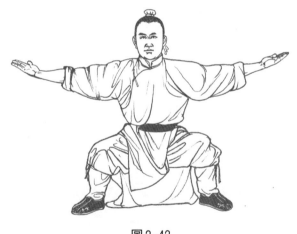

圖 2-42

　　2. 以一寸半香為定；行過，命大力人，用力絞其臂，推其彼。（圖 2-43）

　　此殆經中所謂外壯之法也。

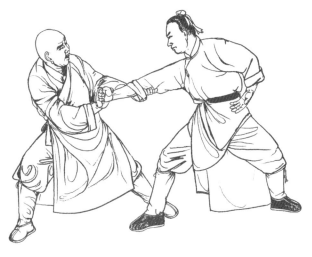

圖2-43

第四節　陰　功

　　從練臂勁功之後，每晨起當行陰功之法。（圖
2-44）

　　腎囊為人體最要之物，睾丸又極嫩弱，稍受外
力，極易破損。此段功夫，乃專練收斂睾丸之法，即
俗稱之「縮陰功」。

　　初練時，睾丸必難隨氣升降；練習稍久，即易活
動，反較於肩背等功易為收效。因腎囊為筋絡所組
成，中空而連接於小腹，與丹田相距甚近，故氣力易
於運達。待習之既久，睾丸自能隨氣升降。此功練
成，人縱然取我下部欲奪吾命，亦無從下手矣。

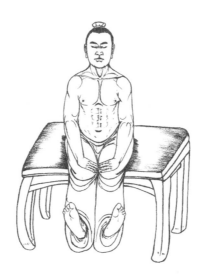

圖2-44　陰功圖

第五節　打通關

　　行過陰功之法，又有打通關之說，使氣息從丹田流轉。此三心合一圖之所以設也。（圖2-45）

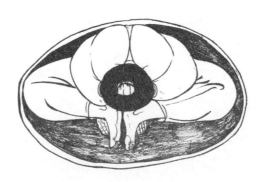

圖2-45　打通關・三心合一圖

第六節　運氣法

其法，用意蓄氣周身。

1. 初立運之，挺直，上徹，頂踵，無懈骨，拳肱指掌稍出，兩足齊踵，相去數寸，立定。（圖2-46）

2. 兩手從上如接物難下狀，幾至地。（圖2-47、圖2-48）

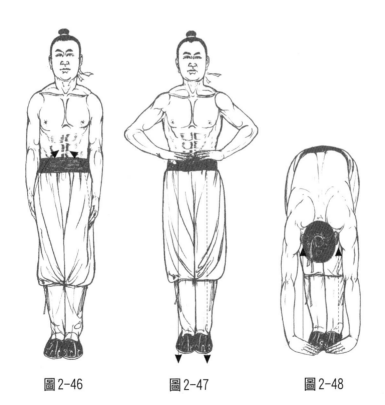

圖2-46　　　　　圖2-47　　　　　圖2-48

3. 轉腕，從下托物難上狀，過兩肋、頭頂，手直。（圖2-49、圖2-50）

4. 又如扳物難下狀，至肩。（圖2-51）

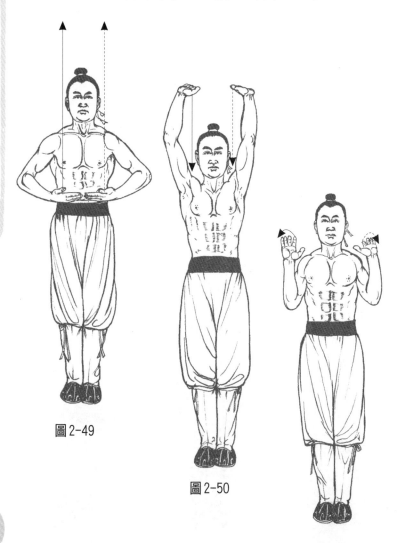

圖2-49

圖2-50

圖2-51

5. 轉腕掌向外微拳之，則拳肱立如初。（圖2-52、圖2-53）

6. 接著，拳根肱開向後者三，令氣不匿膺間也。（圖2-54）

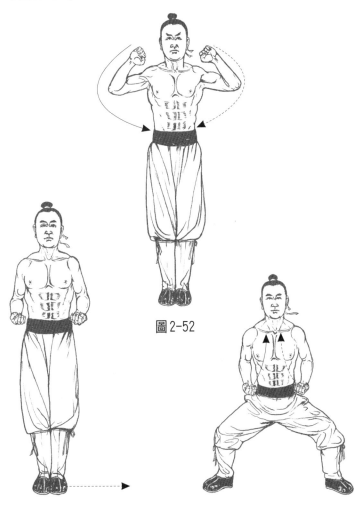

圖2-52

圖2-53

圖2-54

7. 舒右肱如攔物之狀，欲右者，以左逮於左手之爪相向也，如將及之，則左手撐而極左；右手卻扯而卻右，左射引滿。（圖2-55～圖2-59）

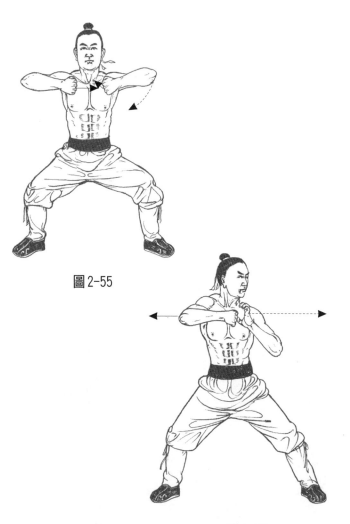

圖2-55

圖2-56

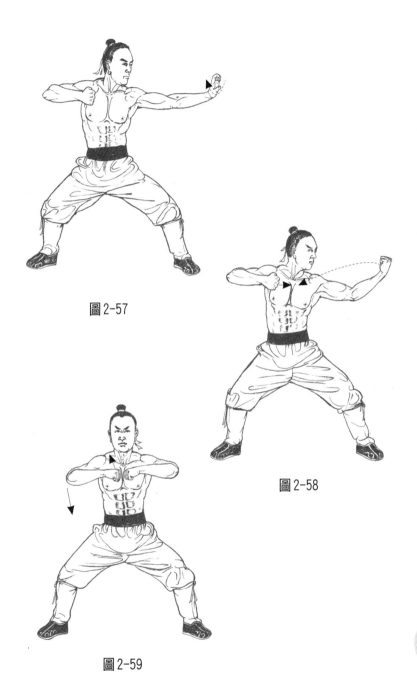

圖 2-57

圖 2-58

圖 2-59

8. 右肱拳如初，則舒左肱攔之與右手相向；右手撐、左手扯，且滿如右法。（圖2-60～圖2-63）

9. 左右互者，各三之，則拳肱立如初。（圖2-64）

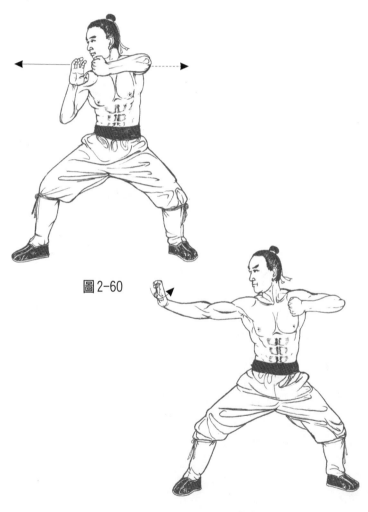

圖2-60

圖2-61

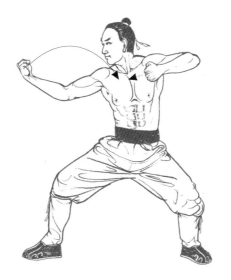

圖 2-62

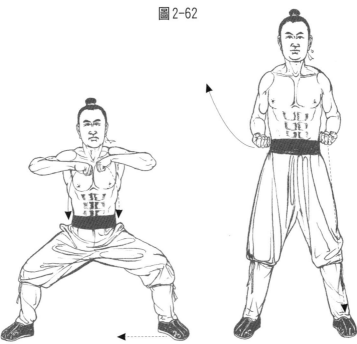

圖 2-63

圖 2-64

10. 左手下附左外踝，踝掌競勁相切也。則以右手腕推直，勿使左傾矣。顧拽之使右倚肩際，如是者三，則右手下附以左手推拽之。如是右法亦三次，則捲兩肱，立如初。（圖2-65～圖2-71）

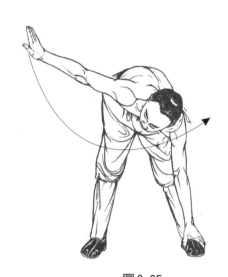

圖2-65

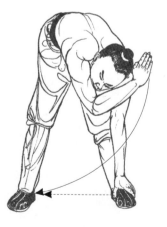

圖2-66

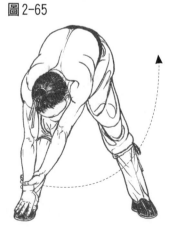

圖2-67

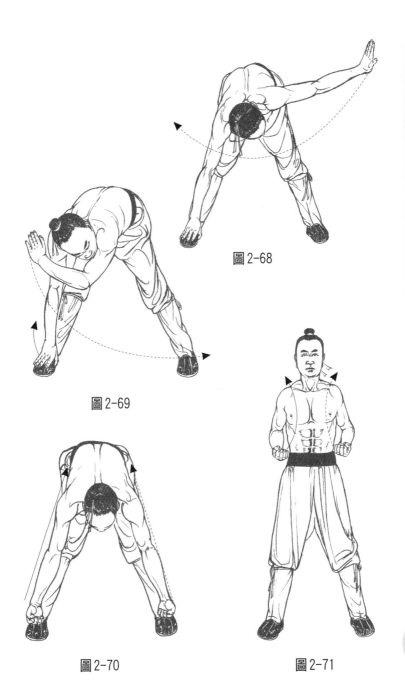

圖 2-68

圖 2-69

圖 2-70

圖 2-71

11. 平肱如掇重舉之勢，極則扳之乳旁，而拳握固腹左右間，不可附腹，高下視臍。（圖2-72～圖2-77）

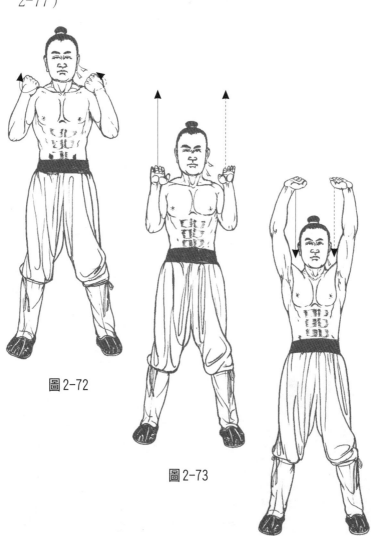

圖2-72

圖2-73

圖2-74

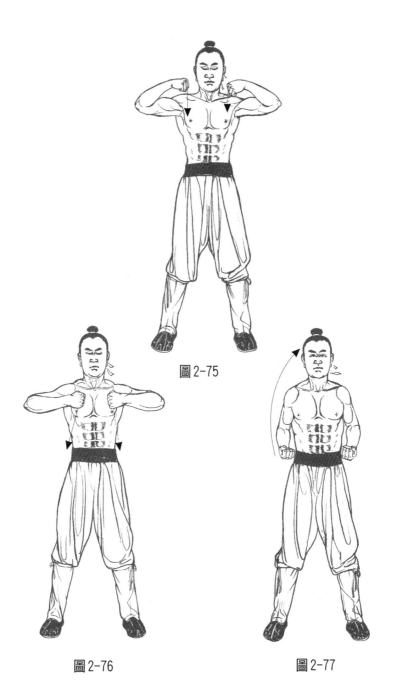

圖2-75

圖2-76

圖2-77

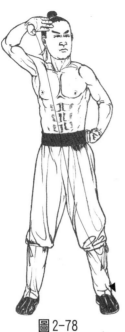

圖2-78

12. 臂、右拳扼肩旁，
如強物至左外足踵轉腕托
上。托盡而肱右直，則扳而
至右肩脊，拳之反拳蓄右腰
眼。左右互者各三之。（圖
2-78～圖2-88）

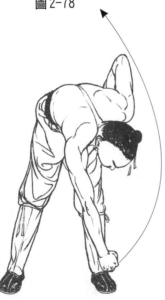

圖2-79

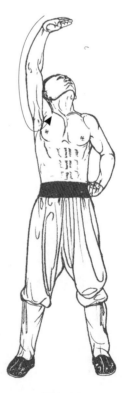

圖2-80

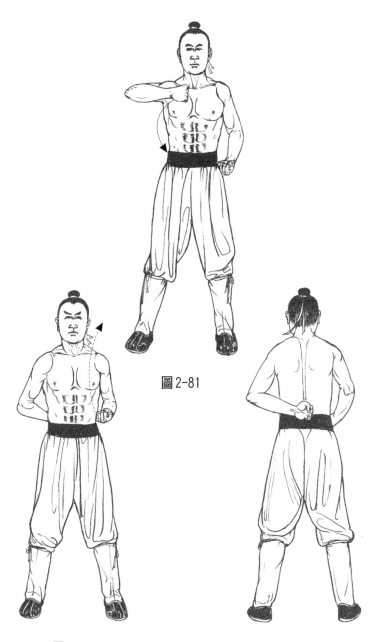

圖 2-81

圖 2-82

圖 2-82附

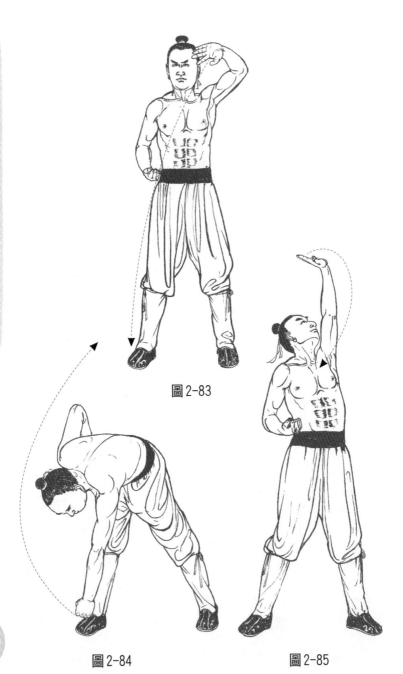

圖 2-83

圖 2-84

圖 2-85

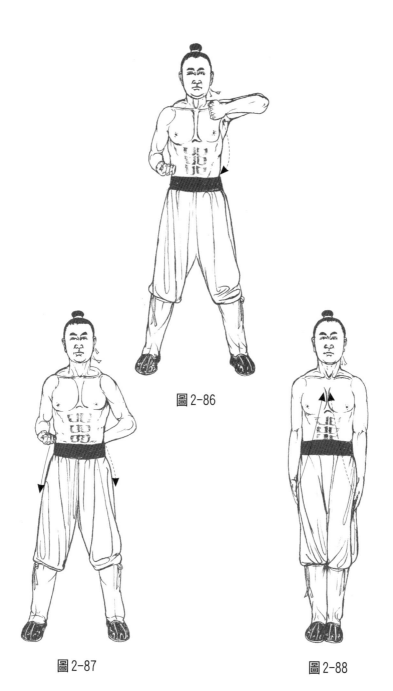

圖 2-86

圖 2-87

圖 2-88

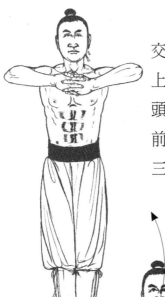

13. 徐張後，兩拳而前變，交叉指上舉，勢極則轉腕，叉掌上拱首頂，自撐腋下皆卓焉。就頭勢倒而左，幾至左足仆地，以前勢起，倒而右。左右互者，各三之。（圖2-89～圖2-100）

圖 2-89

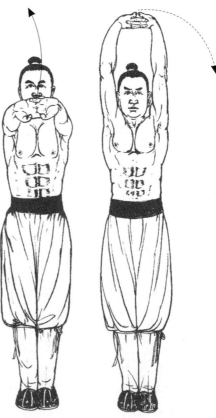

圖 2-90

圖 2-91

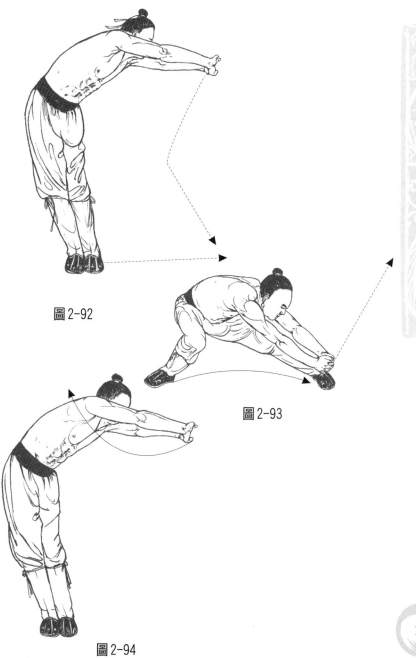

圖 2-92

圖 2-93

圖 2-94

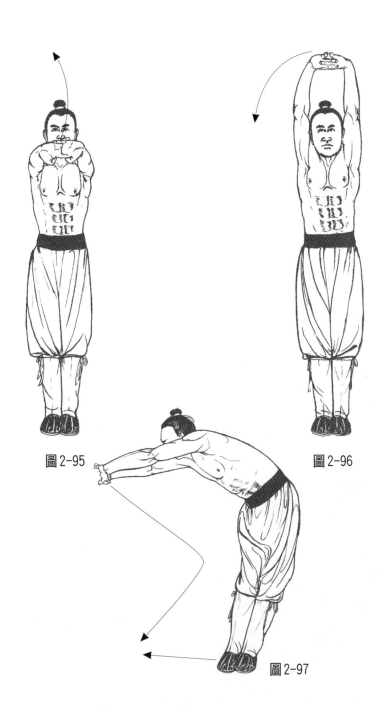

甘鳳池
易筋經秘功

圖 2-95

圖 2-96

圖 2-97

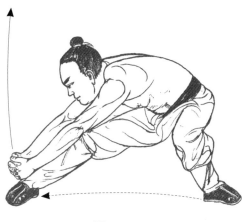

圖 2-98

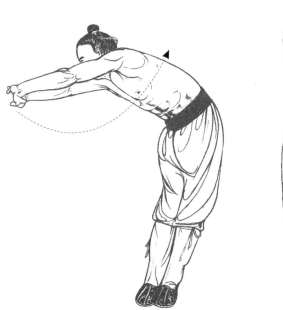

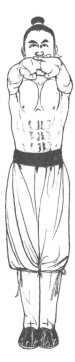

圖 2-99

圖 2-100

14. 取溫鹽湯濯右手掌背，濡之橫揮之而燥，則濯左手，左右互者各三之。

15. 自是兩肱不復拳，乃蹬右足數十；左如之，蹬以踵，或抵之，縮以趾，或絆之，則屹立，舉踵頓地數十。（圖2-101～圖2-105）

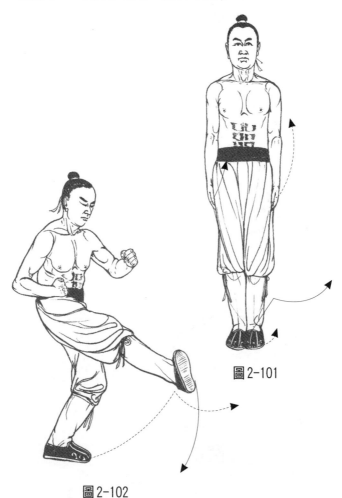

圖2-101

圖2-102

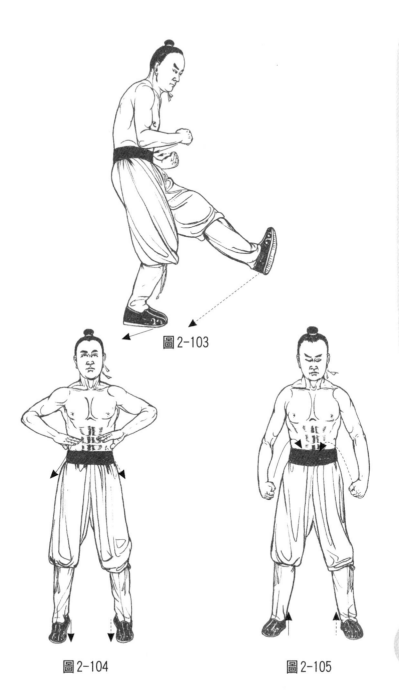

圖2-103

圖2-104

圖2-105

16. 已而，兩足蹬立，相去以尺，乃揮右拳擊數十；左如之。（圖2-106～圖2-108）

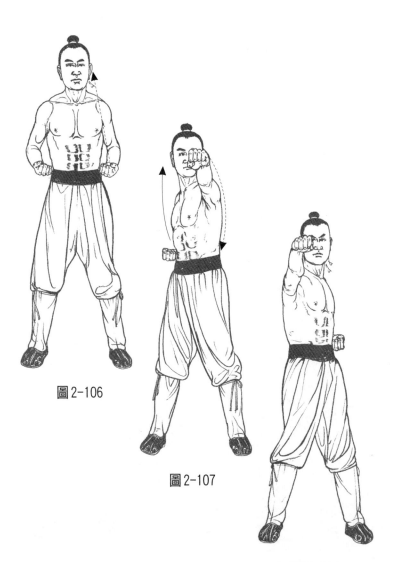

圖2-106

圖2-107

圖2-108

17. 乃仰臥，拳、肱如立時狀，作振脊欲起者數十次。凡用勢，左右必以脊；凡蓄氣，必迄其功；凡功行必微飲後及食後一時行之。（圖2-109、圖2-110）

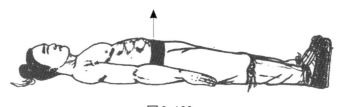

圖2-109

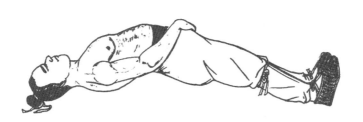

圖2-110

18. 時以拳，遍身槌打，毋使氣有所不悉。（圖
2-111、圖2-112）

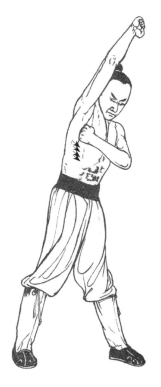

圖2-111

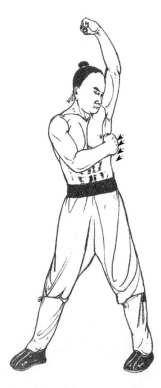

圖2-112

19. 時揸五指，搗戶壁，凡按久而木石附聲者焉。（圖2-113）

20. 坐，屈肘上之屈拳前支。（圖2-114）

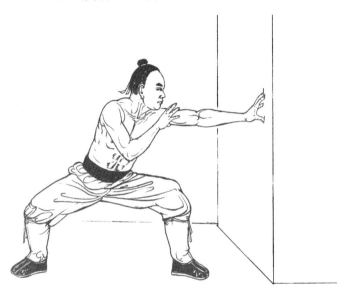

圖2-113

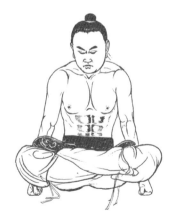

圖2-114

21. 臥，必側面上手，拳而杵席。（圖2-115、
圖2-116）

坐臥各因其左右，其拳皆握固。

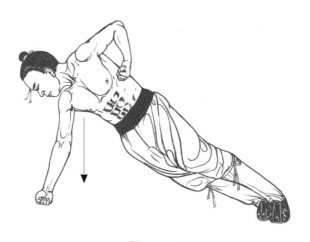

圖2-115

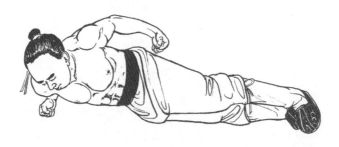

圖2-116

第三章
修養要法

第一節 按摩法

1.兩手相捉，扭捩如洗手法。（圖3-1、圖3-2）

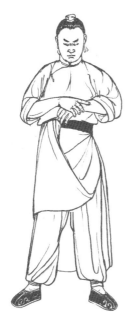

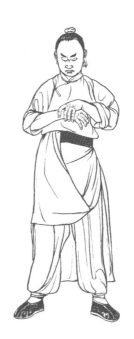

圖3-1　　　　　　　　圖3-2

2.兩手淺相叉，翻手兩胸。（圖3-3～圖3-5）

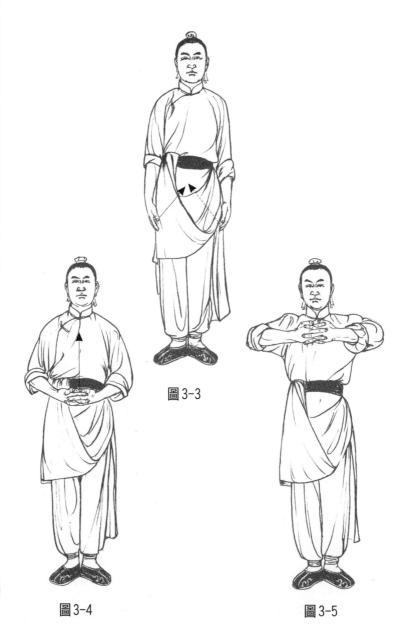

圖3-3

圖3-4

圖3-5

3.兩手相捉，若按陞。左
右相同。（圖3-6～圖3-9）

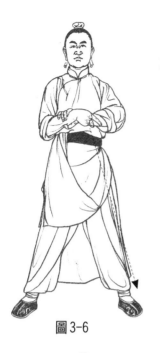

圖 3-6

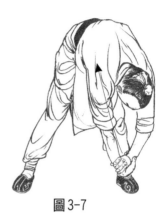

圖 3-7

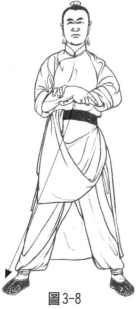

圖 3-8

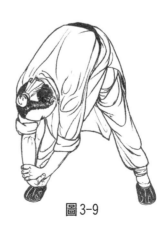

圖 3-9

4. 兩手相重按陛，徐徐捩身。左右同。（圖3-10、圖3-11）

5. 以手如挽左右力弓。左右同。（圖3-12～圖3-15）

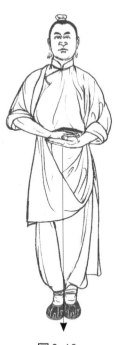

圖3-10

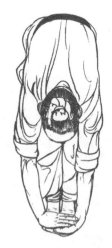

圖3-11

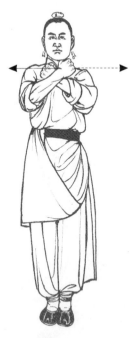

圖3-12

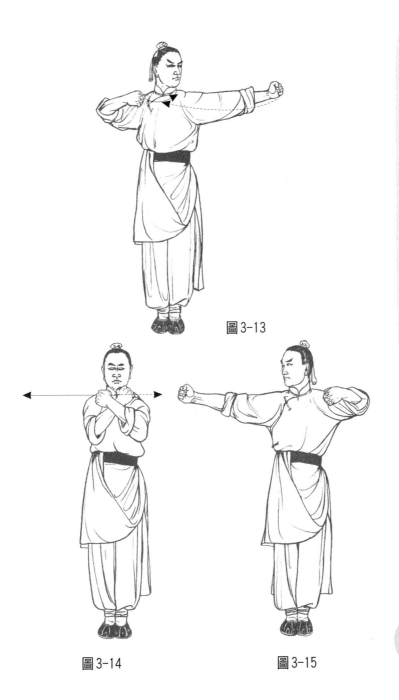

圖3-13

圖3-14

圖3-15

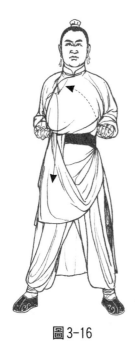

6.作拳向前劈。左右
同。（圖3-16～圖3-18）

圖3-16

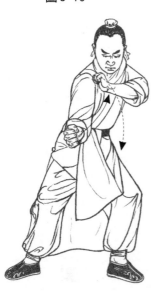

圖3-17

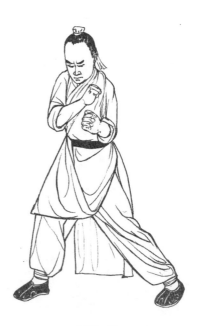

圖3-18

7. 如托石法。左右同。（圖3-19～圖3-21）

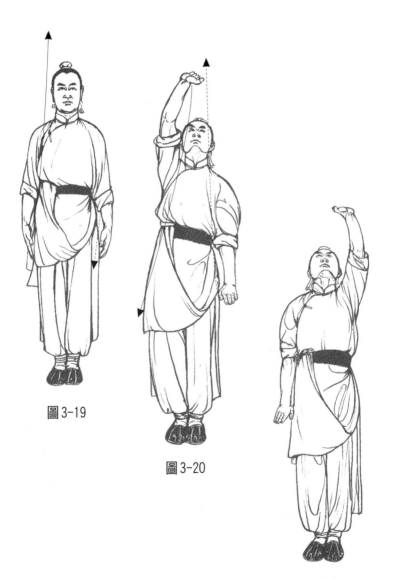

圖3-19

圖3-20

圖3-21

8. 兩手抱頭，宛轉陛上，此是抽肋；作拳卻頓，此是開胸。左右同。（圖3-22～圖3-27）

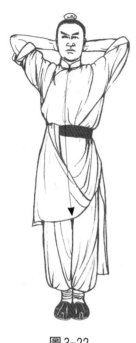

圖 3-22

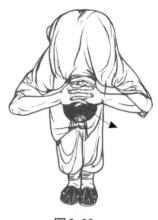

圖 3-23

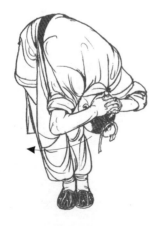

圖 3-24

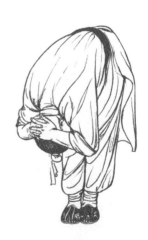

圖 3-25

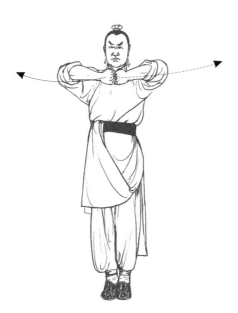

圖 3-26

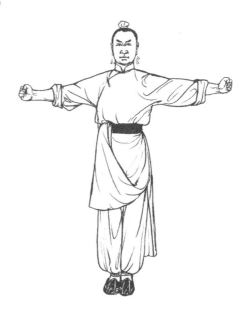

圖 3-27

9. 大坐，斜身，偏倚如排山。左右同。（圖 3-28～圖 3-31）

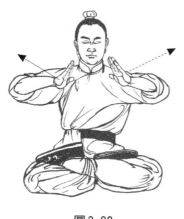

圖 3-28

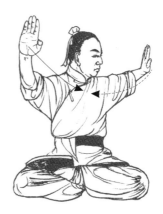

圖 3-29

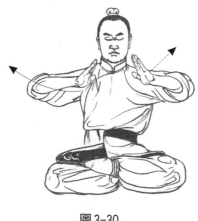

圖 3-30

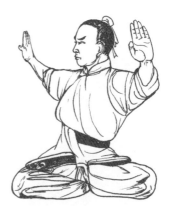

圖 3-31

10. 大坐，伸兩足，即以一足向前虛掣，左右同。（圖3-32～圖3-34）

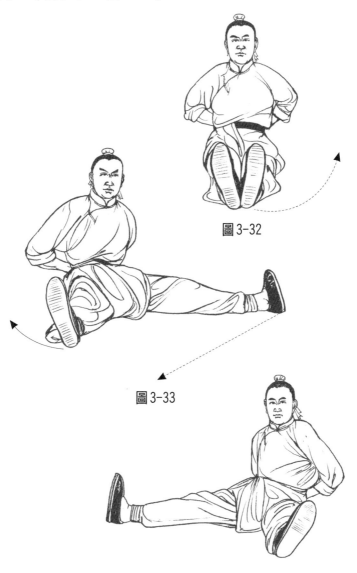

圖3-32

圖3-33

圖3-34

11. 兩手據地，回顧，此是虎視。左右同。（圖
3-35、圖3-36）

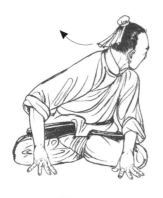

圖3-35

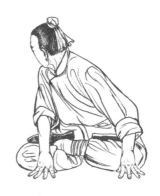

圖3-36

12. 立地，反拗身，三舉；
兩手據地，偏身，由脊向上三
舉；兩手急相叉，以足踏手心。
左右同。（圖3-37～圖3-41）

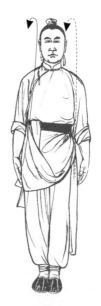

圖3-37

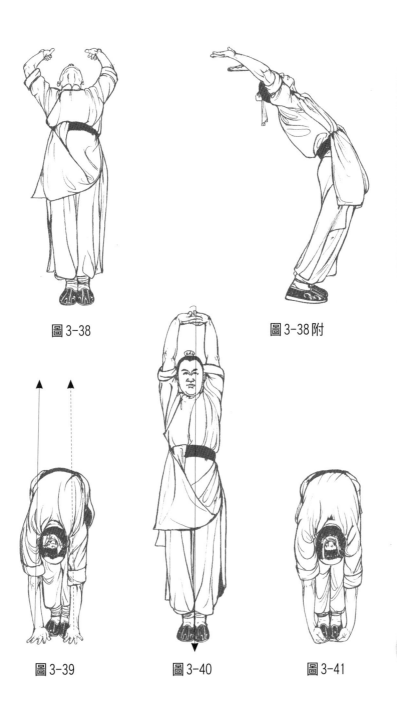

圖 3-38

圖 3-38 附

圖 3-39

圖 3-40

圖 3-41

125

13. 以手反推督上。左右同。（圖3-42、圖3-43）

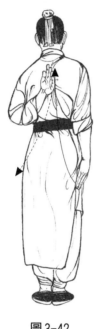

圖3-42

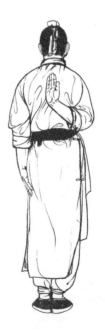

圖3-43

14. 起立，以足前後虛踏。（圖3-44、圖3-45）

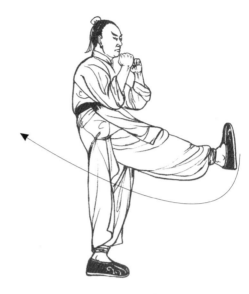

圖 3-44

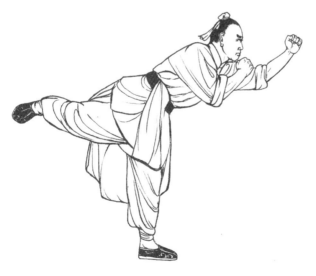

圖 3-45

15. 大坐，伸兩足相當，手屈所伸足著膝中，以手按之。左右同。（圖3-46）

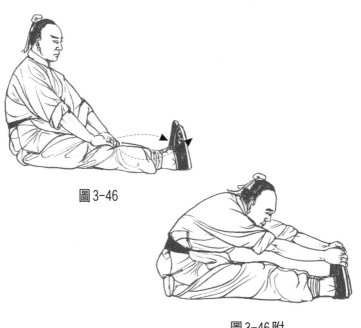

圖3-46

圖3-46附

第二節　賈力法

其法用意蓄氣，周身處處運之。

1. 挺直立，徹頂踵，無懈骨，掌指直，兩足齊，踵相去數寸，立定。（圖3-47）

2. 兩手從上，如按物難下狀，幾至地。（圖3-48、圖3-49）

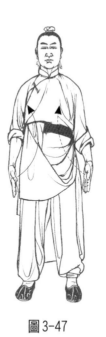

圖 3-47

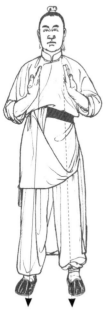

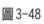

圖 3-48

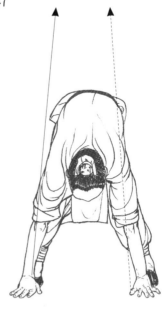

圖 3-49

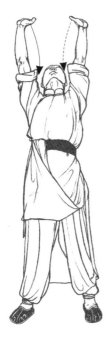

3. 腕轉，從下如托物難上也，過頭頂。（圖3-50）

4. 則兩手又如攀物難下，而至肩際。（圖3-51）

5. 轉腕，掌向外，微拳之。則捲肱，立如初。（圖3-52）

圖3-50

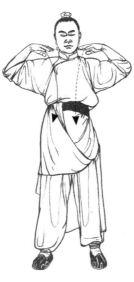

圖3-51

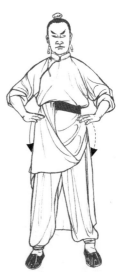

圖3-52

6. 乃捲兩肱開，向後者三，欲令氣不匿膺間也。
（圖3-53）

7. 卻舒右肱，攔之欲右者，以左逮乎，右、左之
爪相向矣。（圖3-54）

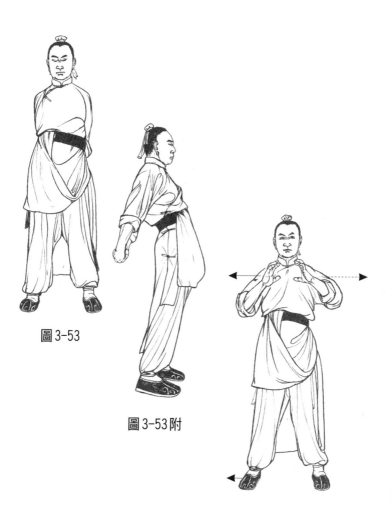

圖3-53

圖3-53附

圖3-54

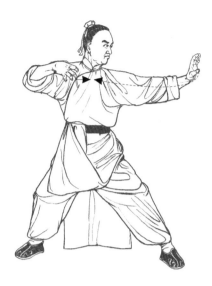

8.如將及之，則左手撐，而及左；右手扯，而卻右。右射引滿，右肱，捲如初矣。（圖3-55）

9.則舒左肱攔，右手撐，左手扯且滿，以右法。（圖3-56、圖3-57）

圖 3-55

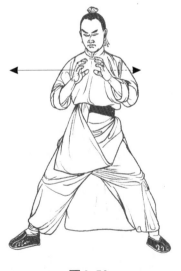

圖 3-56

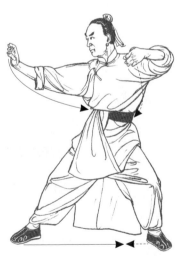

圖 3-57

10. 左右互者，各三之，則捲兩肱，立如初。
（圖3-58）

11. 左手下附左外踝，踝、掌競勁相切也。則以
　　右手推直，勿使左傾矣。顧拽
　　之，使右倚肩際。如是者三之。
　　（圖3-59～圖3-61）

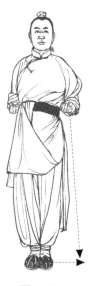

圖3-58

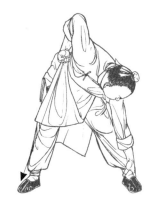

圖3-59

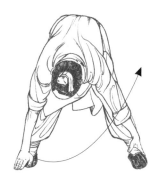

圖3-60

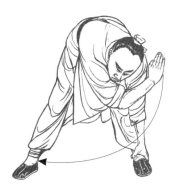

圖3-61

12. 則以右手，左推拽之，如右法者三。（圖 3-62、圖3-63）

13. 則捲兩肱，立如初。（圖3-64）

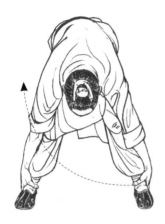
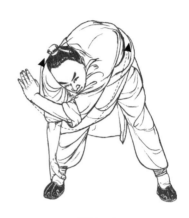

圖 3-62　　　　　　　　圖 3-63

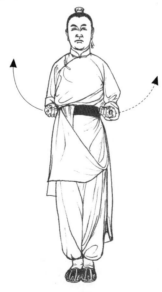

圖 3-64

14. 平肱，掇重者，齊之。（圖3-65）

15. 勢極則扳，蓋至乳旁，而拳已握固。（圖
3-66）

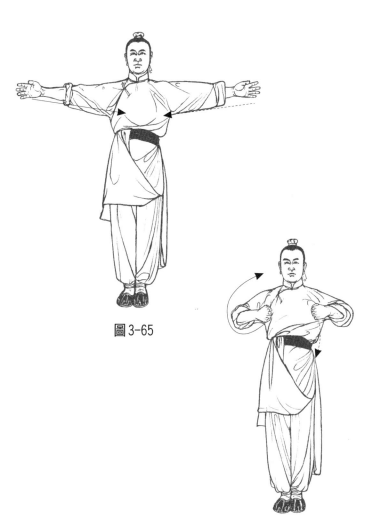

圖3-65

圖3-66

16. 則劈右拳，如振右臂旁一強物，至足踵。

（圖3-67、圖3-68）

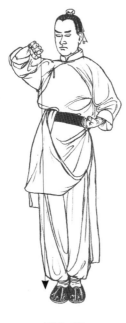

圖3-67

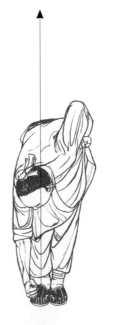

圖3-68

17. 轉腕，托上；托盡而肱且右直，則扳而下，至右肩際，拳之。（圖3-69、圖3-70）

18. 右拳據右腰眼。（圖3-71）

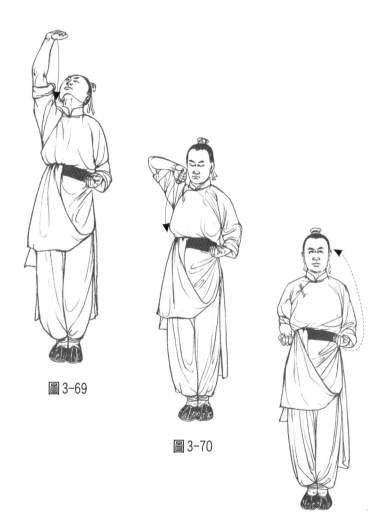

圖3-69

圖3-70

圖3-71

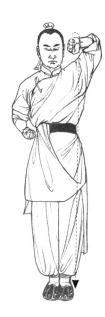

19. 左右互者，各三之。
（圖3-72～圖3-76）

20. 徐張後，兩拳而前。
（圖3-77）

圖 3-72

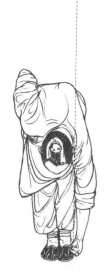

圖 3-73

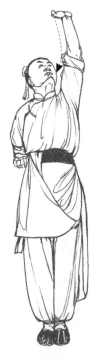

圖 3-74

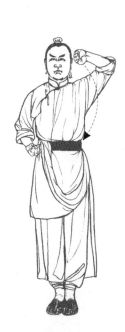

圖 3-75

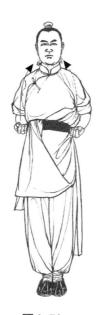

圖 3-76

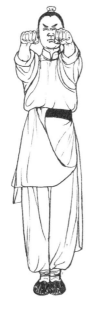

圖 3-77

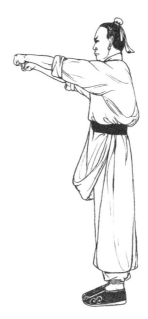

圖 3-77附

21. 變叉指上舉。（圖3-78、圖3-79）

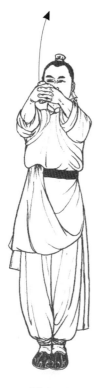

圖3-78

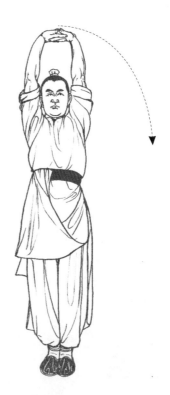

圖3-79

22. 極則轉腕，舉者，掌下、十指端上也；攀者，掌上、十指端下也。叉掌上拱，首頂負筐，腋下皆卓焉。就其勢，倒而左，幾左足仆地。（圖3-80、圖3-81）

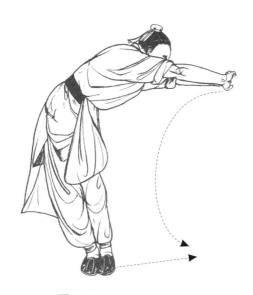

圖3-80

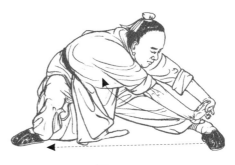

圖3-81

23. 以前勢，起倒而右。左右互者，各三之。
（圖 3-82～圖 3-87）

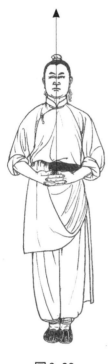

圖 3-82

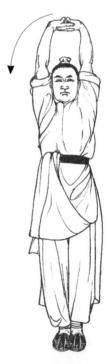

圖 3-83

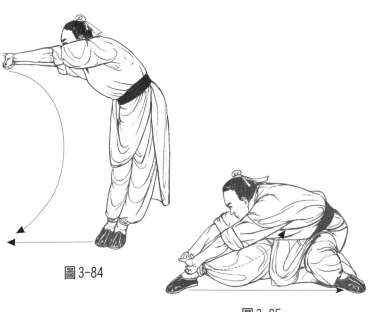

圖 3-84

圖 3-85

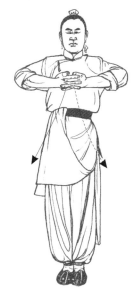

圖 3-86

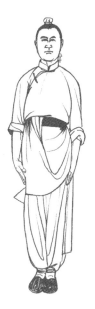

圖 3-87

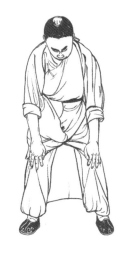

24. 乃取鹽湯壯溫者，濯右手，背、指濡之，平右互者，三之，計揮且數十矣。（圖3-88）

25. 自是肱下不復拳矣。乃蹬右足數十。（圖3-89）

26. 左仍其數蹬。（圖3-90）

圖 3-88

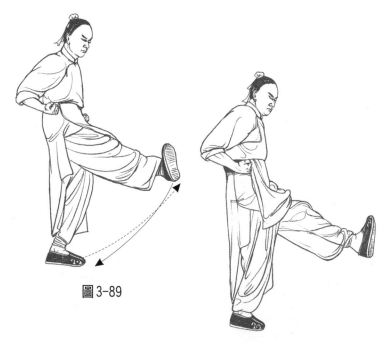

圖 3-89

圖 3-90

27. 以其踵或抵之頸。
（圖3-91、圖3-92）

28. 以其趾或伴之則屹
立，斂足前舉。（圖3-93、圖
3-94）

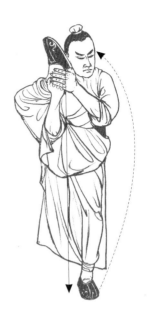

圖3-91

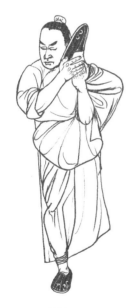

圖3-92

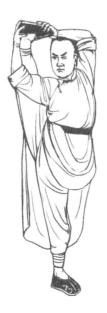

圖3-93

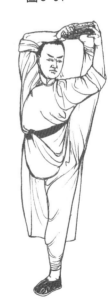

圖3-94

29. 踵頓地數十。（圖3-95、圖3-96）

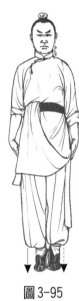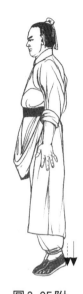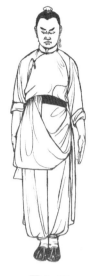

圖3-95　　　　圖3-95附　　　　圖3-96

30. 已而，兩足蹲立，相去以尺，乃揮右拳前擊數十；左如之。（圖3-97～圖3-99）

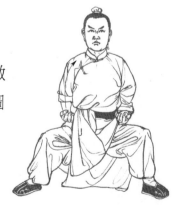

圖3-97

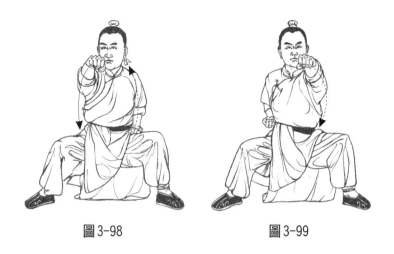

圖3-98　　　　　　　圖3-99

31.乃仰臥，復掌肱如立時，然後，作振脊欲起
者數十，而工竣焉。凡用勢左右，必以其脊俱。凡蓄
氣，必迄其功。凡功，日二三，必微飲後及食後一時
行之。（圖3-100、圖3-101）

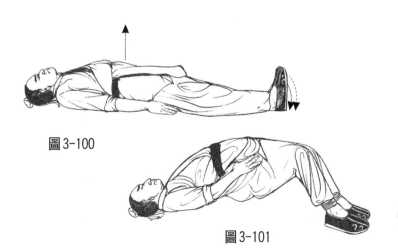

圖3-100

圖3-101

32. 則以拳遍自捶，勿使氣有所不悉。（圖 3-102、圖 3-103）

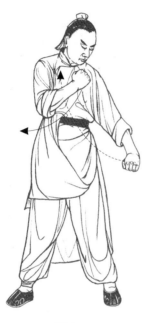

圖 3-102

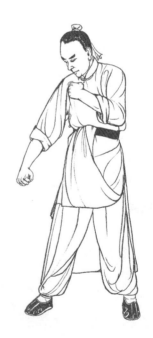

圖 3-103

33. 時揸五指，顧搗戶壁、几案，久而作木石聲焉。（圖3-104、圖3-105）

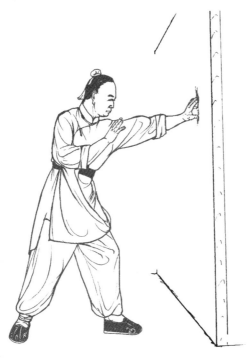

圖3-104

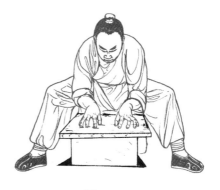

圖3-105

34. 坐，則屈肘上之，屈拳前之。（圖3-106、
圖3-107）

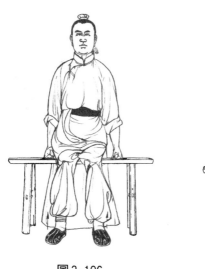

圖3-106

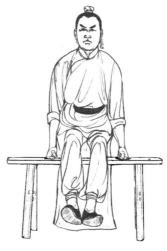

圖3-106附

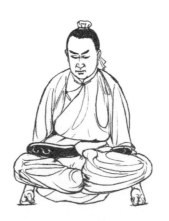

圖3-107

35. 臥，必側面上手，拳而杸席。（圖3-108、圖3-109）

坐、臥各因其左右，其拳皆握固。

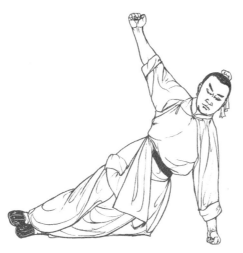

圖3-108

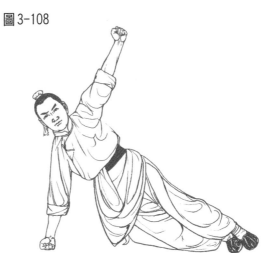

圖3-109

第三節　行功練勁法

疊虎掌。後拿上。墜落下。掇石，往外劈。對面直低，打拱。金鼎力搥，下搗如扇疾。扳腳跟。平推摘，手抓，平心歇。

1. 疊虎掌。（圖3-110）

2. 後拿上。（圖3-111）

3. 墜落下。（圖3-112）

4. 掇石，往外劈。（圖3-113、圖3-114）

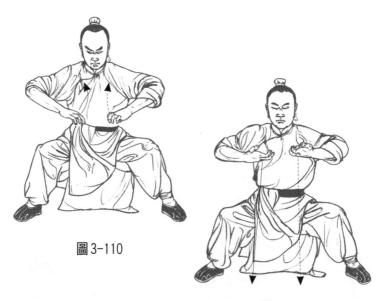

圖3-110

圖3-111

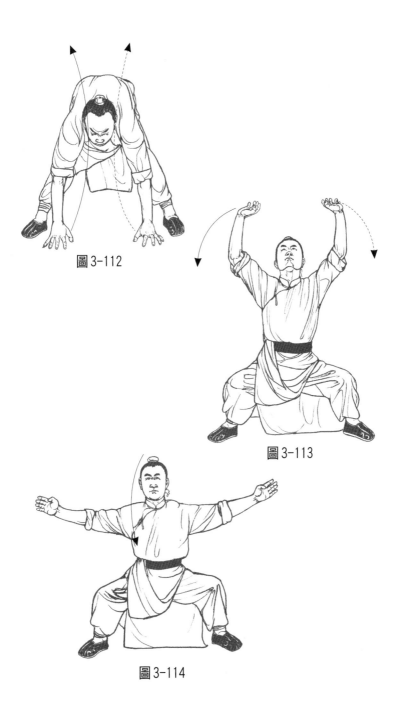

圖 3-112

圖 3-113

圖 3-114

5. 對面直低，打拱。（圖3-115）

6. 金鼎力搥，下搗如扇疾。（圖 3-116～圖 3-118）

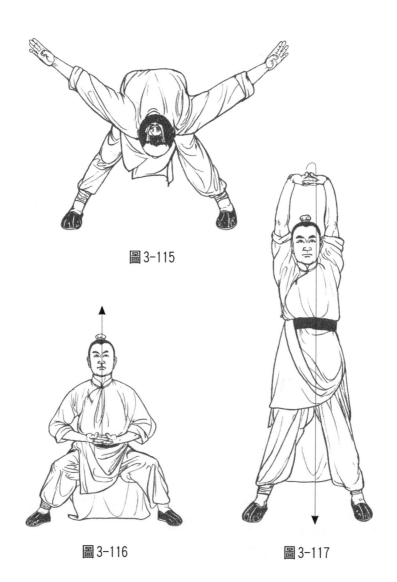

圖3-115

圖3-116

圖3-117

7. 扳腳跟。（圖3-119）

8. 平推摘，手抓，平心歇。（圖3-120～圖3-124）

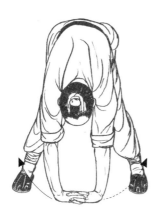

圖3-118

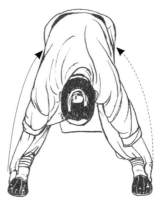

圖3-119

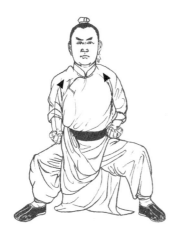

圖3-120

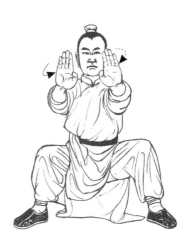

圖3-121

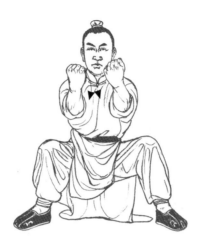

圖3-122

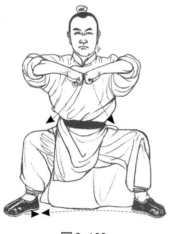

圖3-123

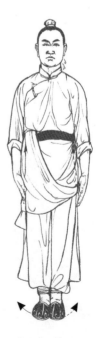

圖3-124

第四節　虎功行法

1. 兩腳開數寸，站定，如八字樣；兩手持拳，貼在兩肋。（圖3-125）

2. 然後，轉陰開掌，左右手一齊努力，徐徐平推，潮潮至頂，兩掌朝前。（圖3-126）

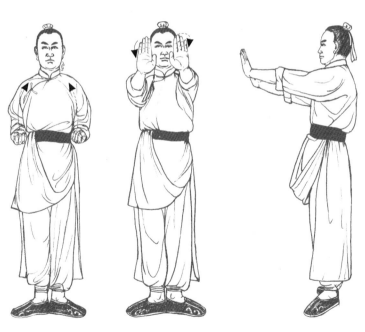

圖3-125　　　　　圖3-126　　　　　圖3-126附

3. 即轉腕如扯物。（圖3-127、圖3-128）

4. 兩手往下齊墜，仍貼在兩肋。（圖3-129）

如此四十九遍。

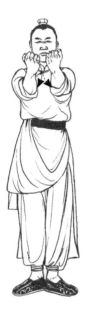

圖3-127

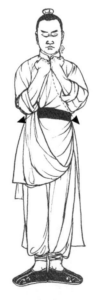

圖3-128

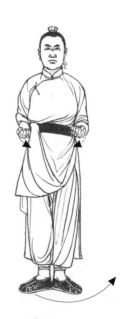

圖3-129

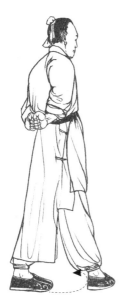

5.完時，即將兩拳反捲，虛按在命門穴邊，蹺百步。（圖3-130～圖3-136）

6.功畢，手腿多揉，並周身揉之，和順血氣。

初功，日行五遍七遍更妙；一月後，三遍亦可；三月成功壯大力。

圖3-130

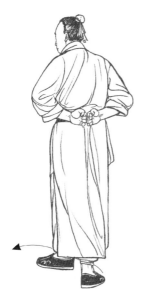

圖3-131

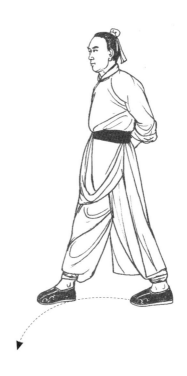

圖3-132

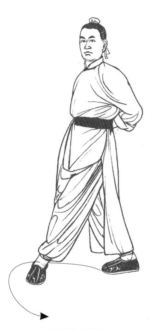

圖 3-133

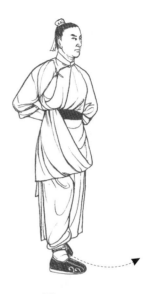

圖 3-134

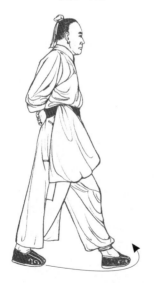

圖 3-135

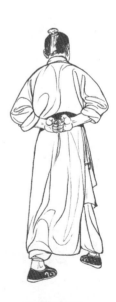

圖 3-136

第五節　龍功行法

1. 擇地板淨書房一間，用氈單鋪板上，然後將身俯臥於氈上，用十指尖著力，將身縱起，往前、退後者，七次。（圖3-137、圖3-138）

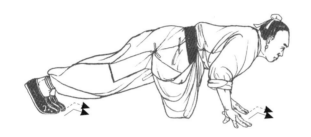

圖3-137

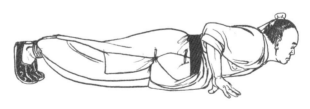

圖3-138

2. 用指尖、足尖著力將身側縱起，翻轉仰天。（圖3-139～圖3-141）

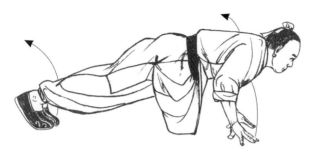

圖 3-139

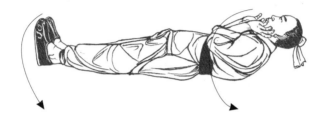

圖 3-140

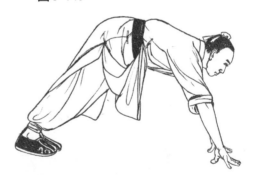

圖 3-141

3. 換一手一足著力，將身側縱起。亦可往前、退後而行者。（圖3-142）

每行完功後，用手周身揉之，和順氣血，如此四十九日功成。

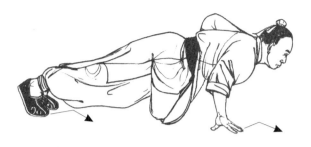

圖3-142

之後，或從高，或騎馬射，倘有跌仆，俱不傷損於身，此龍、虎二功，謁非習武諸友之一助耶。

第六節　練手功夫

先以黑、綠二豆拌置斗中。後用京藍布一匹，包竹連紙二刀，兩頭紮緊，或抬上，或移下，或掛上，不論高下放著。

1. 將藥水乘熱洗手，擺幹後，即在豆中插，不計遍數。（圖3-143）

2. 然後，在靶上陽一掌、陰一掌撲打，左右同法，不計遍數。（圖3-144～圖3-147）

初行一香，或日行二

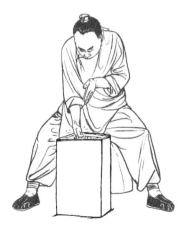

圖3-143

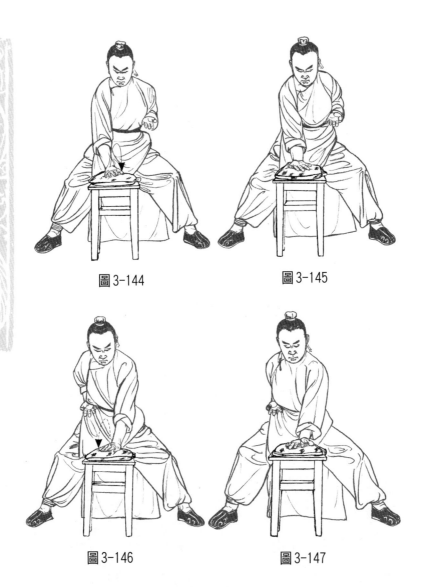

圖3-144　　　　　　　　圖3-145

圖3-146　　　　　　　　圖3-147

次，或三次，不要間斷。練到四十九日，即重一百日
成功。至成之後，常常習練，終身不輕矣。

　坐臥各因其左右，其拳皆握固。

第四章
羅漢勁十八勢

第一節　十八形勢

人身一體，力不同科，故大小異形，強弱異質，此天地生人有不齊之數也。

然體之大小雖定，而力之強弱可不同也！蓋人之身有三百六十五骨節，二十四血道，一十八經絡。斯三者，不以大而見其優，小而見其拙也。於是，有十八形勢。

動其經絡，運其血道，操其骨節，以勇其肩背，健其脅肋，緊其膜皮。浸假而強者益強，弱者亦壯，而殊途同歸，自有入者而化者也。訣曰：精神充足兮，體必健；習形勢兮，內心堅；勤於盤搬兮，力必進；若於毆撻兮，痛必癒。

而又主乎氣血，氣宜活，而血宜散也。氣不活則其形為腫為硬；血不散，則其色為紅為紫；誠預有以調養其氣、運動其血，而後振作其形勢，更進之以單操之方，將見勁之在，吾左之右之，無不宜之者也。

又曰：筋為勁之本，骨為勁之剛，戰為勁之勇，曲為勁之方。有勁者，以勁為勁；無勁者，以氣血為運，即非健壯之處，亦可運用而至，然豈狂躁所可幾及也哉！傳之不可不慎也。

第二節　自來勁

俗名「羅漢勁」，以十八形勢而名之也；其實名「自來勁」。

所謂自來者，不藉藥物，不假符籙，自我做來者也。若行功而覺其費力、怯場者，即不曾上勢，人能識透自來二字，則思過半矣！

世俗或假篆符，固為邪術；或資藥物，亦難持久；更有行功而忍氣者，甚至成疾，皆非善策，唯此無害耳。

但人初見之，則驚為奇異；一經說破，又視為尋常，而怠於操習矣。此人之通病，遂改盡善盡美之法，學之不能通徹，而失其真矣。

一、自來勁（一）

坐馬雙掌分兩邊，弧形上合額上前。

叉掌下按過丹田，立身調息神內斂。（圖4-1～
圖4-4）

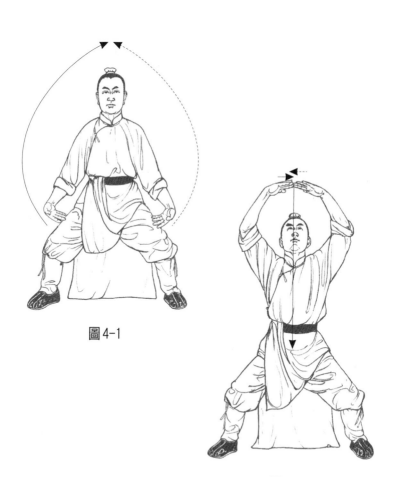

圖4-1

圖4-2

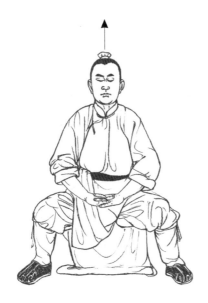

圖4-3

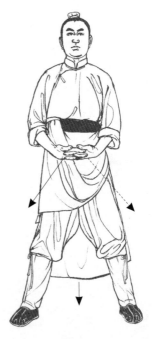

圖4-4

二、自來勁（二）

半馬吊膀掌護肩，右掌推至左掌心。

左拳抻勁至襠前，左右換習勁自臨。（圖4-5～圖4-10）

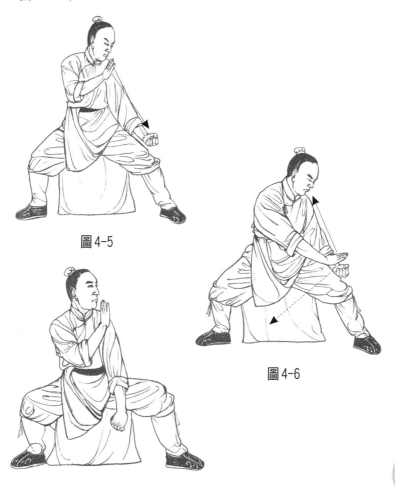

圖4-5

圖4-6

圖4-7

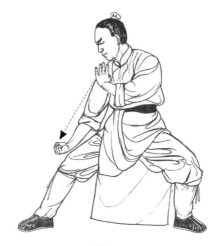

圖4-8

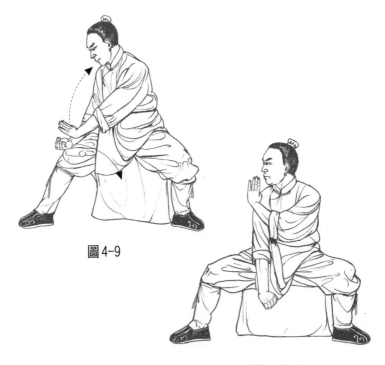

圖4-9

圖4-10

三、自來勁（三）

坐馬雙拳分長短，右轉弓步拳掌變。

十指張開內勁行，轉身左弓一樣練。（圖4-11～圖4-16）

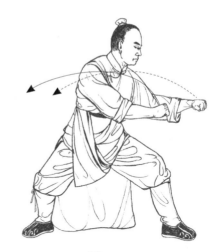

圖4-11

圖4-12

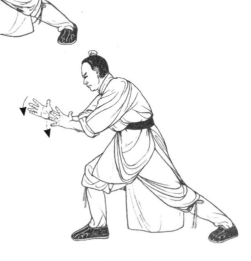

圖4-13

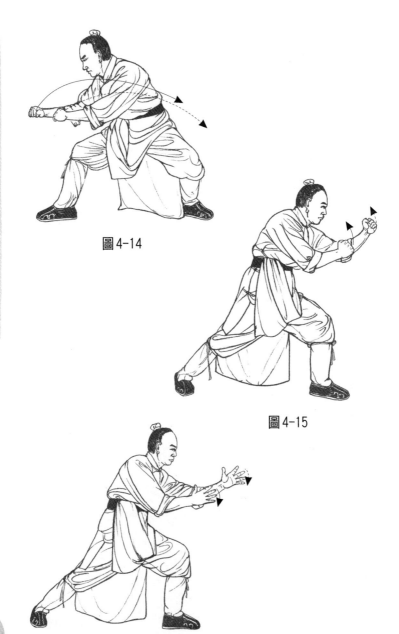

圖4-14

圖4-15

圖4-16

四、自來勁（四）

扭馬兩臂交身前，左掌推過右腰間。

右掌推移至左肩，推勁轉頭視左邊。（圖4-17～圖4-20）

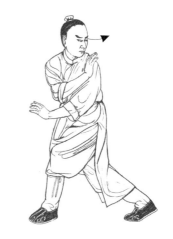

圖4-17

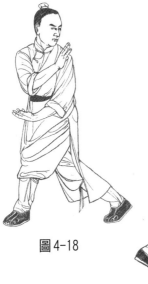

圖4-18

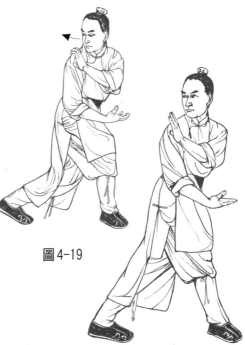

圖4-19

圖4-20

173

第三節　總　論

夫行功者，以勤為本，再以起勢圖之法，記之為要；然後，以每把圖論照用，總無差矣！

但雖如此，其行功不拘哪勢。總之，其肩宜落窩、腰宜為緊、手宜曲折，此三者，乃行之秘法，豈有它竅哉。

第四節　四戒論

一、戒　色

行功之時，須振刷精神，保養身體。若溺情女，漏泄元陽，則筋骨疲軟，心力懶惰，而不繼其功，其身之壯健難矣。故戒之在色。

二、戒　輕

稍有功效，每技癢，須鄭重手足，勿與人戲。恐在我失之不學，在人受之吃虧，每以玩耍而傷情失面，甚至釀成災禍。故戒之在輕。

三、戒　賤

成功之後，須自貴自重，如良賈之深藏。苟群處之時，便賣長誇奇，開胸袒腹，與人交手則自賤，孰甚焉？故戒之在賤。

四、戒　鬥

勁之功深，須溫柔涵養，和氣忍耐。若恃其勇力，一言不合，即懷忿怒，振臂出拳，則勁之為道，本以禦難保身，反致招災惹禍矣。故戒之在鬥。

四戒俱為切要，而戒鬥尤為習勁之要。所以，善始而善終，學者慎勿忽也！

第五節　行　功

行功者，十八形勢是也，健筋堅皮之法也。

一、兩拳相對勢

欲行功看定兩手，先空胸手提胸口。

莫獻股落腰其法，歪折分筋一樣同。（圖4-21～圖4-28）

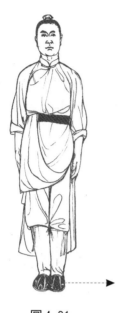

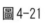

圖4-21

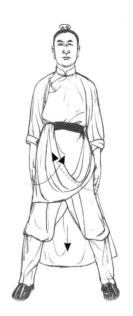

圖4-22

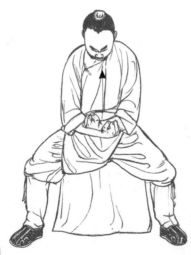

圖4-23

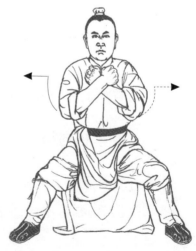

圖4-24

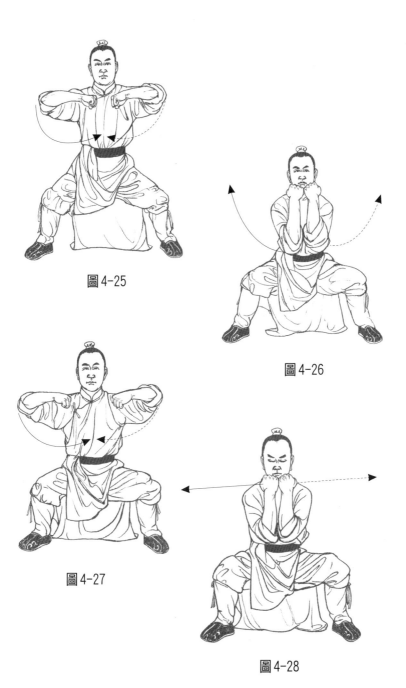

圖4-25

圖4-26

圖4-27

圖4-28

二、兩開拳勢

拳頭兩開無蹺蹊，緊指曲節便是須。

兩股平平肩節力，如鳥雙翼卻高視。（圖4-29～圖4-33）

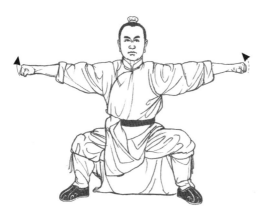

圖4-29

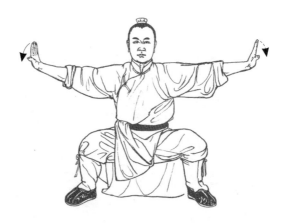

圖4-30

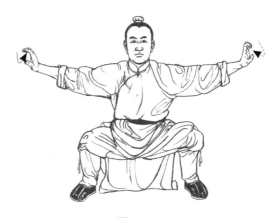

圖 4-31

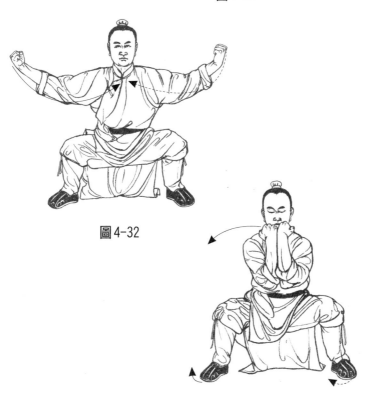

圖 4-32

圖 4-33

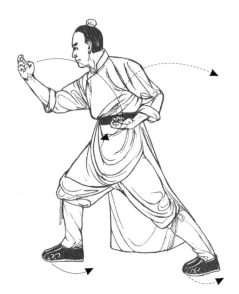

三、劈掌勢

劈掌何須四面
忙，小指用力努胸
旁。

似筋頭落容易
得，勁氣常存左脅
堂。（圖4-34～圖
4-36）

圖4-34

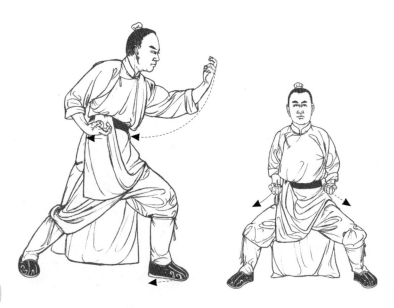

圖4-35　　　　　　　圖4-36

四、觀月勢

兩掌一分貫指尖，
左掌上兜小腹前。
右掌劃弧右胸間，
左右日月陰陽圓。（圖
4-37～圖4-43）

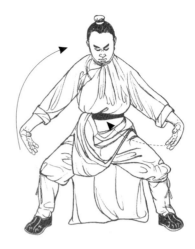

圖4-37

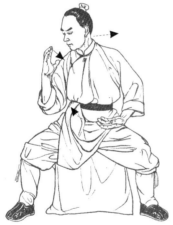

圖4-38

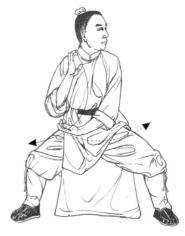

圖4-39

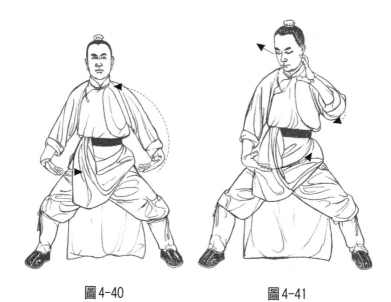

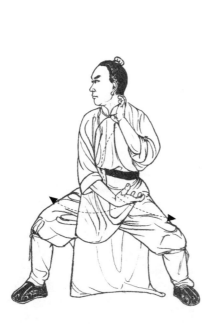

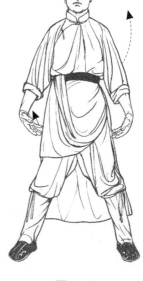

圖4-40

圖4-41

圖4-42

圖4-43

五、扭拳勢

右拳頭出誰是方，提上左脅便為良。

拳節頭伸伸不得，如回便覺首吉祥。（圖4-44～圖4-47）

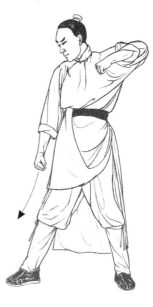

圖4-44

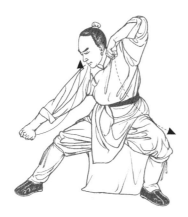

圖4-45

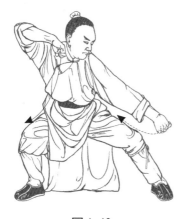

圖4-46

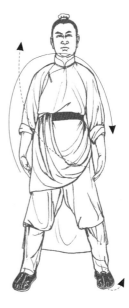

圖4-47

六、雌雄異勢

兩手雌雄背脊開，兩腳向後面離懷。

兩肩筋韌諸著力，或左或右自然來。（圖4-48～圖4-52）

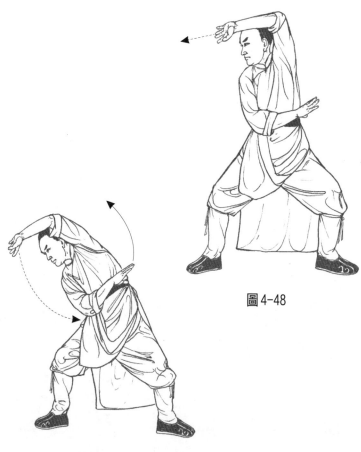

圖4-48

圖4-49

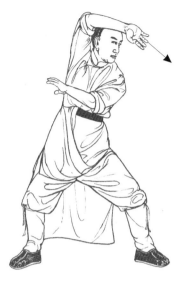

圖4-50

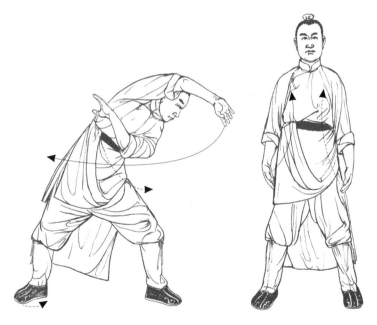

圖4-51　　　　　　　圖4-52

七、對插勢

總手對插無它奇，胸懷用力遂得宜。

使筋無力出不得，勁至兩旁便收回。（圖4-53～圖4-58）

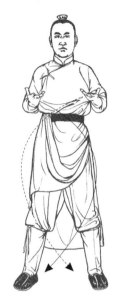

圖4-53

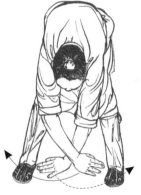

圖4-54

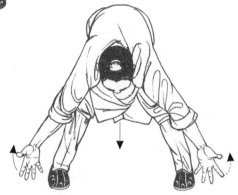

圖4-55

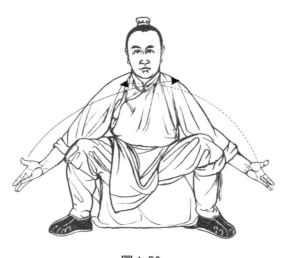

圖4-56

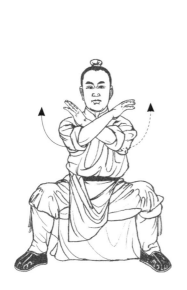

圖4-57

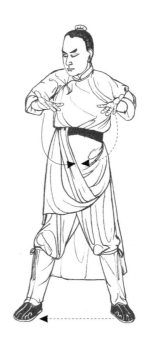

圖4-58

八、伏地勢

背心勁力從何起，身屈側旁方有倚。

雙手伏地脅下力，扭動身法堅無比。（圖4-
59～圖4-74）

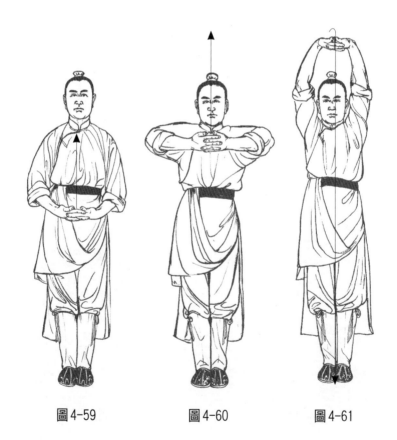

圖4-59　　　　　　圖4-60　　　　　　圖4-61

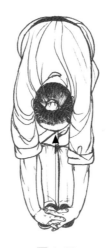

圖4-62

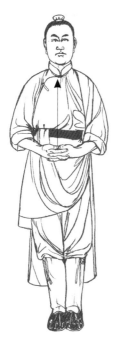

圖4-63

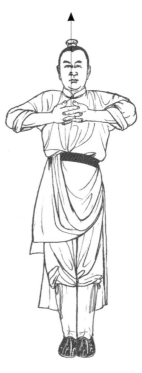

圖4-64

甘鳳池

易筋經秘功

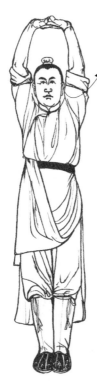

圖4-65

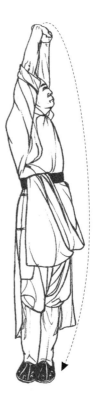

圖4-66

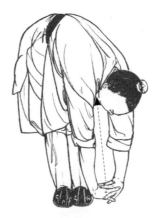

圖4-67

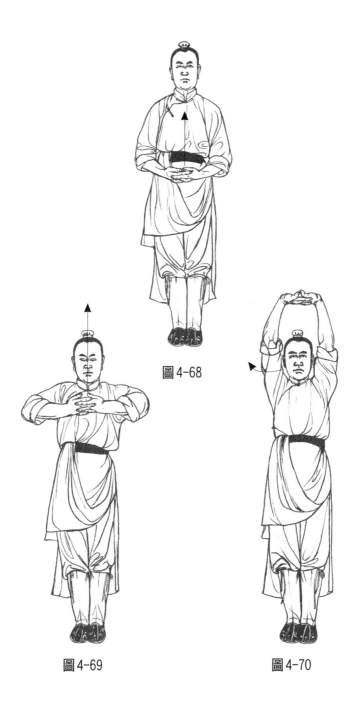

圖4-68

圖4-69

圖4-70

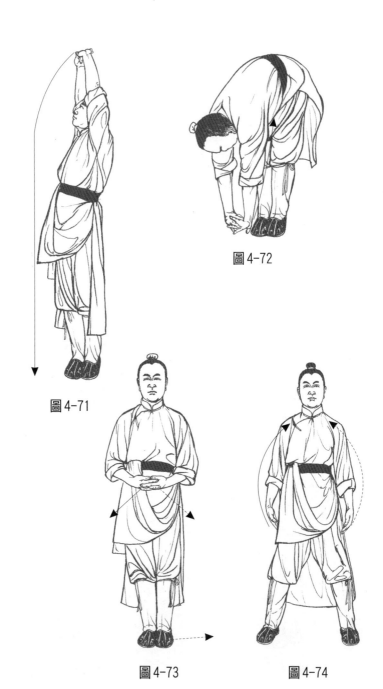

圖4-72

圖4-71

圖4-73　　　　圖4-74

九、盤掌勢

兩足虛實須分明，弧臂過頂亮肋筋。

過頂之掌遮另肩，環胸臂掌在肩前。（圖4-75～圖4-80）

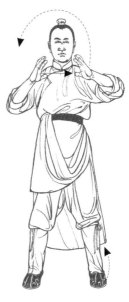

圖4-75

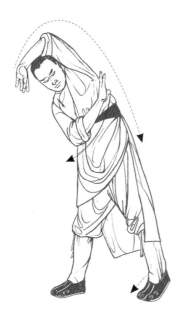

圖4-76

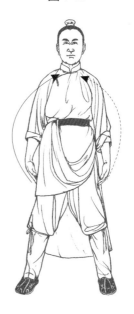

圖4-77

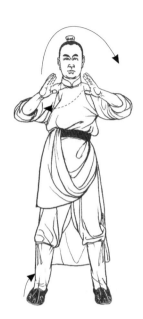

圖4-78

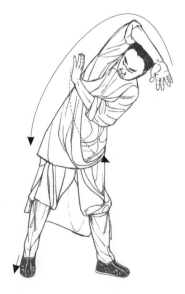

圖4-79

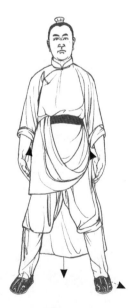

圖4-80

十、頂牛勢

十指相對勢欲舉，慢慢兩間往上升。

上升身法欲相顧，兩手轉下便起身。（圖4-81～圖4-85）

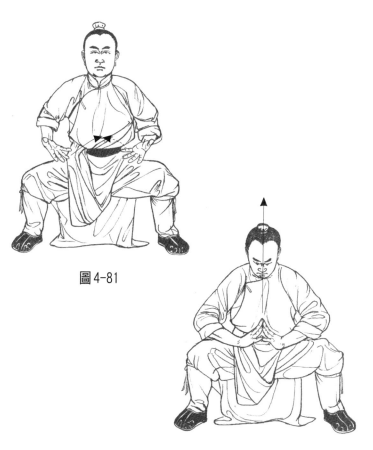

圖4-81

圖4-82

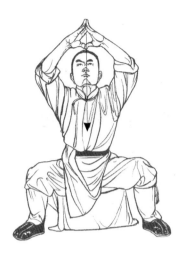

圖4-83

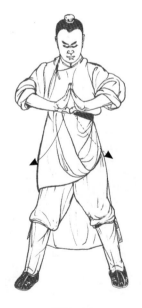

圖4-84

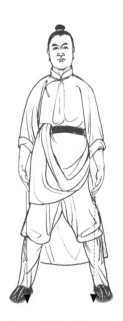

圖4-85

十一、盤龍勢

腳下勁力從何加，盤龍勢子總無差。

膝彎欲伸伸不得，收回手足兩交加。（圖4-86～圖4-90）

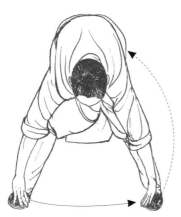

圖4-86

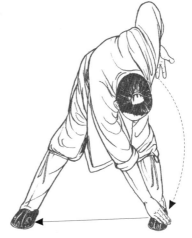

圖4-87

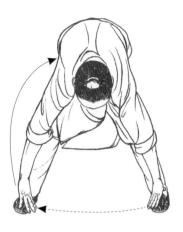

圖4-88

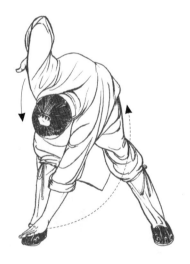

圖4-89

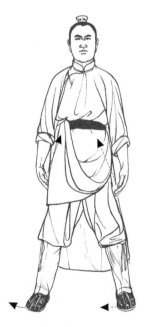

圖4-90

十二、梳妝勢

梳妝腦後交插手，
背骨收藏力不休。

肘尖胸膛掌上力，
收回勢子欲如絡。（圖
4-91～圖4-101）

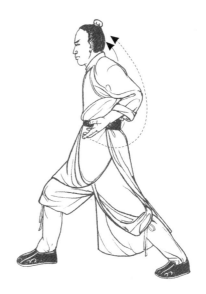

圖4-91

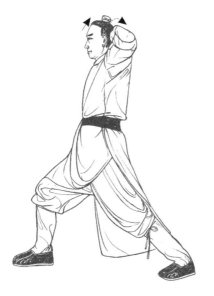

圖4-92

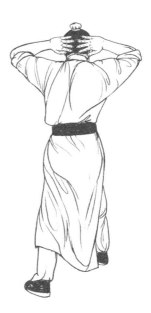

圖4-92附

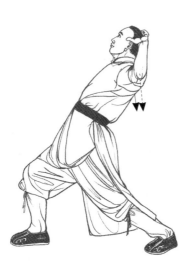

圖4-93

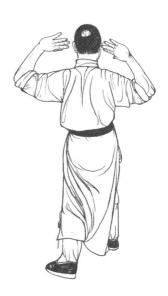

圖4-93附

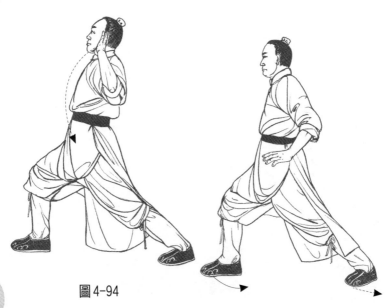

圖4-94

圖4-95

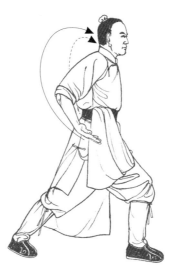

圖 4-96

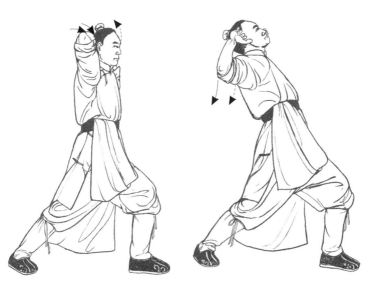

圖 4-97　　　　　　　圖 4-98

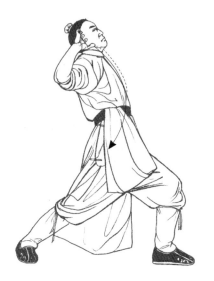

圖 4-99

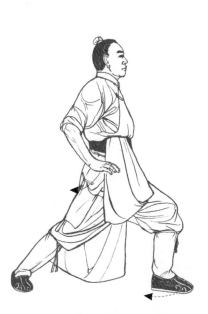

圖 4-100

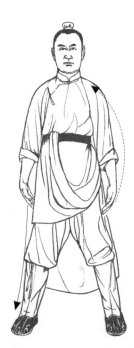

圖 4-101

十三、對稱勢

右手勢起過左膝，左手右腳等如一。

上下方法一齊用，稱爾心懷盡爾力。（圖 4-102～圖 4-109）

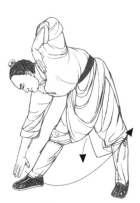

圖 4-102

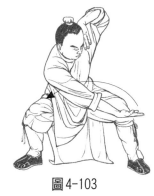

圖 4-103

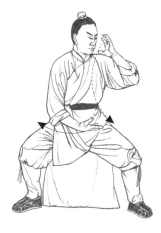

圖 4-104

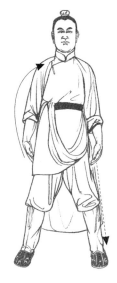

圖 4-105

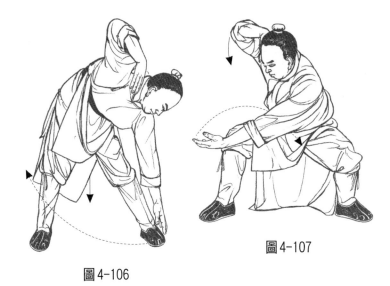

圖 4-106

圖 4-107

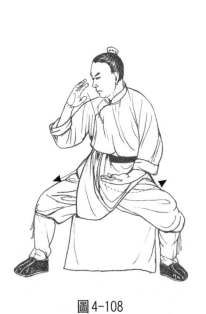

圖 4-108

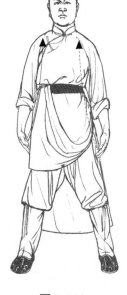

圖 4-109

十四、雙掌勢

雙掌一出腰間空，尾脊後面加倍功。

停勢海底莫著力，收回便覺處處墜。（圖4-110～圖4-119）

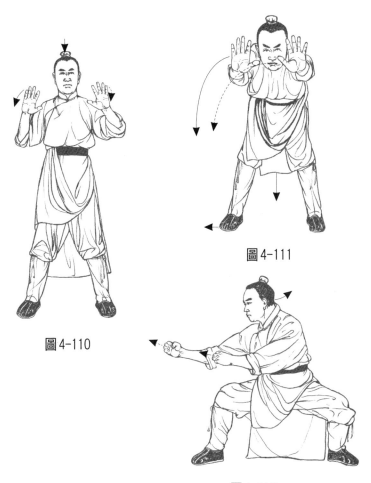

圖4-110

圖4-111

圖4-112

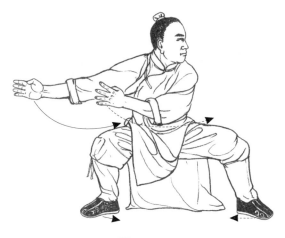

圖4-113

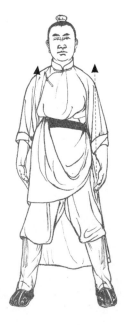

圖4-114

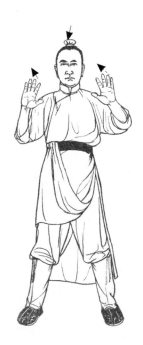

圖4-115

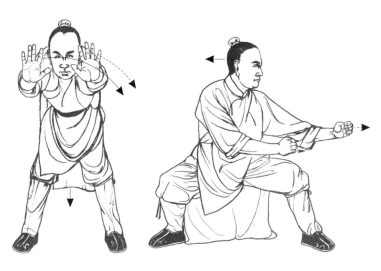

圖4-116   圖4-117

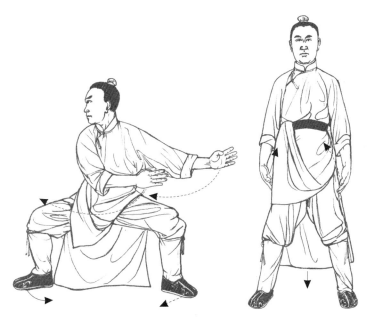

圖4-118   圖4-119

十五、雙拳勢

雙拳一出勁非常，轉上舌尖再為良。

若要頭頸堅如鐵，地角藏喉似緊牙。（圖4-120～圖4-131）

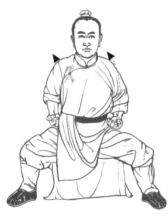

圖4-120

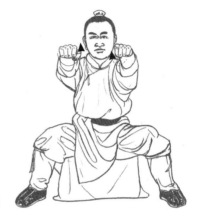

圖4-121

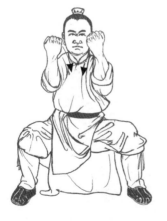

圖4-122

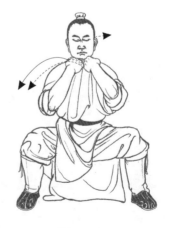

圖4-123

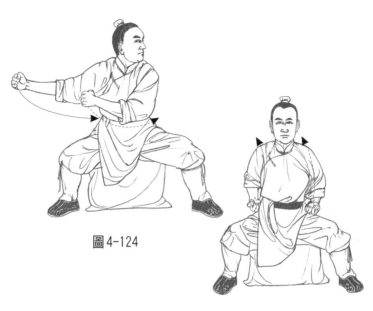

圖4-124

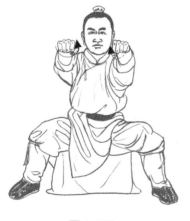

圖4-125

圖4-126

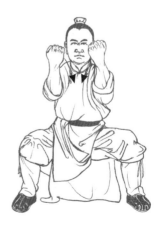

圖4-127

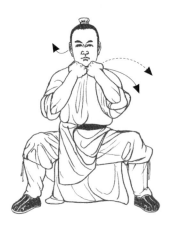

圖4-128

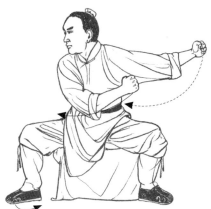

圖4-129

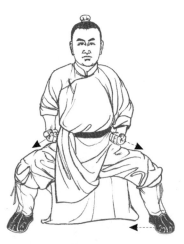

圖4-130

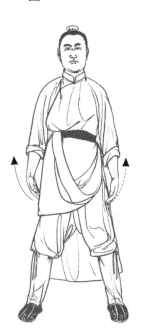

圖4-131

十六、俯手伏地勢

俯身伏地在腰中，傳血貫胯意無窮。

左右伏地三兩面，處處血路盡皆通。（圖4-132～圖4-146）

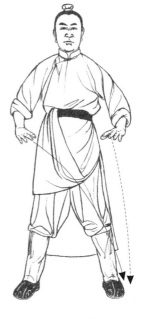

圖4-132

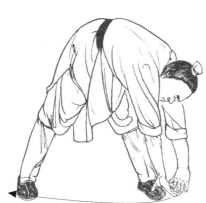

圖4-133

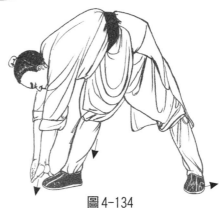

圖4-134

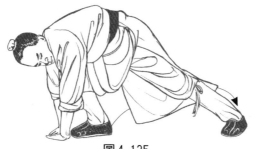

圖4-135

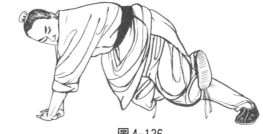

圖4-136

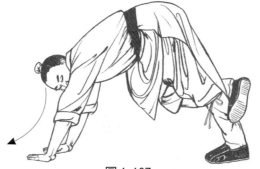

圖4-137

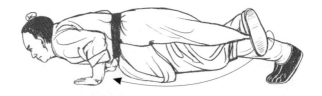

圖4-138

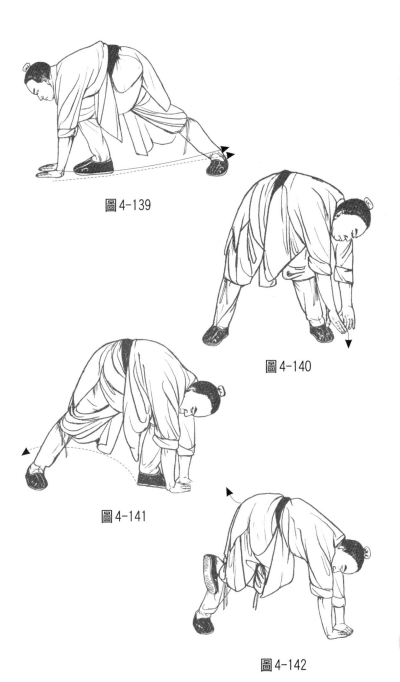

圖4-139

圖4-140

圖4-141

圖4-142

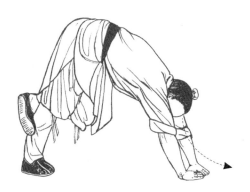

圖4-143

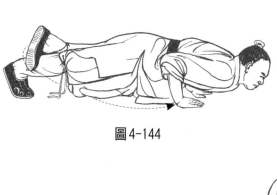

圖4-144

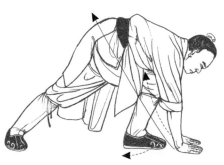

圖4-145

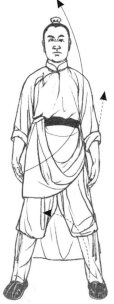

圖4-146

十七、托足把掌勢

托足一出一手藏，回頭顧後勢有方。

足方指指起著力，便覺勁道漸漸長。（圖4-147～圖4-152）

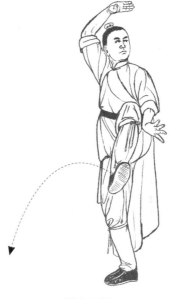

圖4-147

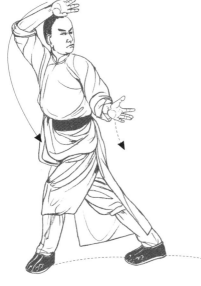

圖4-148

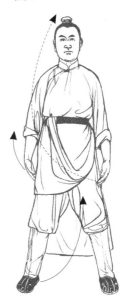

圖4-149

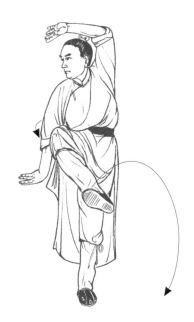

圖4-150

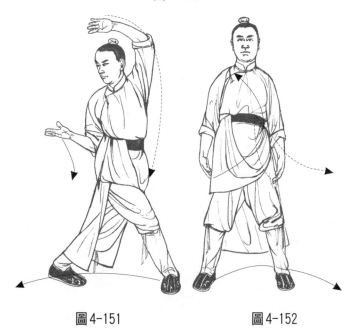

圖4-151　　　　　　圖4-152

十八、邊拳勢

邊拳一出勢已終，處處筋路盡皆融。

拳肘兩開平著力，始覺骨節勁自宏。（圖4-153～圖4-157）

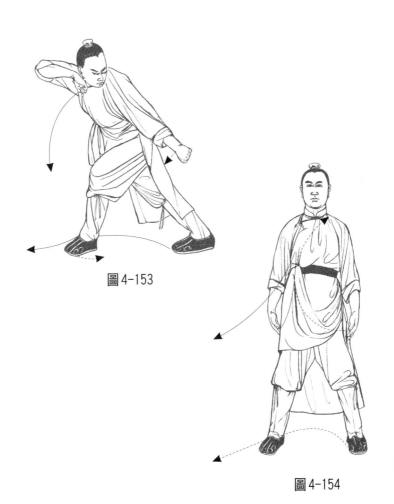

圖4-153

圖4-154

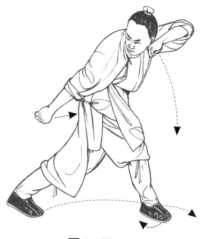

圖4-155

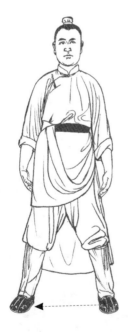

圖4-156

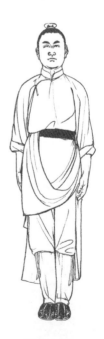

圖4-157

第六節　盤　功

盤功者，提刀、拔石是也，壯臂力、堅膜皮之方也。

第七節　坐　功

坐功者，揣神運氣是也。恐血道不通，意度於上，意度於下，使血道之通於身，而不息也。

第八節　操　功

操功者，毆撞是也。恐痛傷不癒，吞聲忍辱，輕叩重擊，漸使痛傷之達於身，而不覺也。

第九節　四功論

四功之中（注：即行功、盤功、坐功、操功），行功固為首務！而坐功尤為精細。

行之勢，處處有推，處處有拿，處處如鳥收翼，處處有欲伸之形。前後左右，宜使其勢，毋肆直。

坐功之法，大要必待和平，先難後獲，慎毋得粗忘，厭常喜新也。

第十節　運掌圖

1. 起身，以十指直使其力，兩手交揮，用陰陽掌，以左手在上，離三寸，空運至四十九回，方止。（圖4-158、圖4-159）

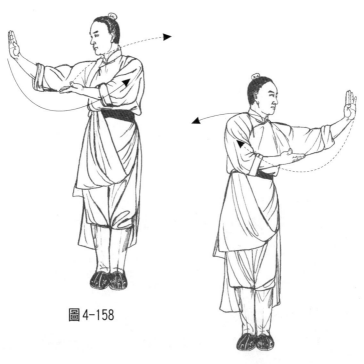

圖4-158

圖4-159

2. 然後，以左手扣指，扭轉在下，右手在上，亦運四十九回；扣扭轉，徐徐放在兩肋，用曲池勁，使兩手奇顫不住，用呼吸四十九口而止。（圖4-160～圖4-162）

必如此數日，然後振作十八形勢。

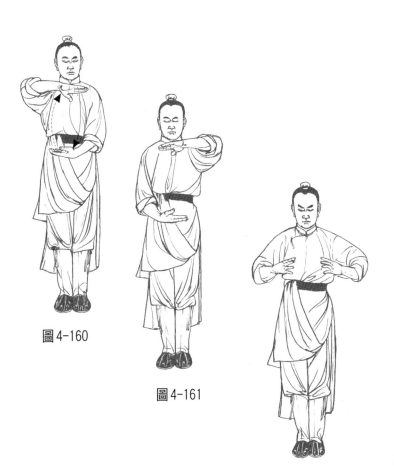

圖4-160

圖4-161

圖4-162

第十一節　站立圖

一、站立訣

十趾緊抓地，萬發欲朝天。
兩肩如山壓，千斤懸肘尖。
站立圖。（圖4-163）

二、起勢訣

兩手肘轉折，多方仔細用。
騎乘可增勁，功盡一樣同。
起勢圖。（圖4-164）

三、緊身訣

兩腕宜曲折，不宜與逼歪。
虎口與肩窩，手指緊著力。
緊身圖。（圖4-165）

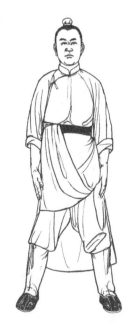

圖4-163

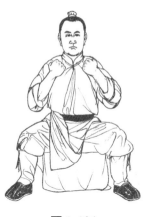

圖 4-164

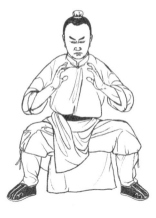

圖 4-165

第十二節　功後緊身法

　　凡行功不拘哪勢，終將兩足緩緩伸直，身體亦起直，然後將兩膝彎往後著力反折，肩尖與肘尖盡力下落，腰內收而心帶硬，正所宜也。若得如此，三七之期，可見其功矣。（圖4-166～圖4-168）

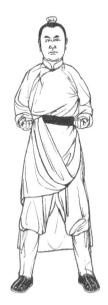

223

圖 4-166

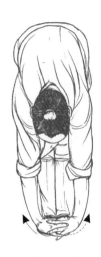
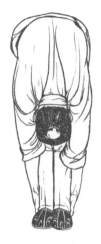

圖4-167　　　　　　　圖4-168

第十三節　總　訣

（一）

到晚行功把筋易，七天以後始成形。

每到五更金雞唱，三五七會莫可停。

由漸積功功積力，勁至身堅自異能。

（二）

十八形勢在此間，晝不停留夜不閑。

前後左右緊中緊，推掌停收慢與慢。

身體倦時酒可飲，筋骨勞後色莫貪。

更把四功依訣用，莫教勁力廢塵玩。

第五章
甘鳳池少林拳法

　　甘鳳池少林拳，一種秘傳的少林拳法，宗歸少林南派，據傳來自清代「江南大俠」甘鳳池。

一、預備勢

　　面南背北，立正站立。兩掌下垂，十指併攏，掌心貼靠大腿兩側。兩目平視。（圖5-1）

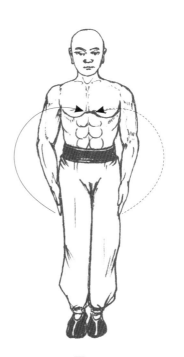

圖5-1

二、雙龍鎖口

接上勢。先後退三步，然後再進三步回到原處。兩掌變拳外旋，向外、向前、向上繞一平圓，屈臂置於胸前，兩拳面相對，拳心向前，拳眼向下。（圖5-2）

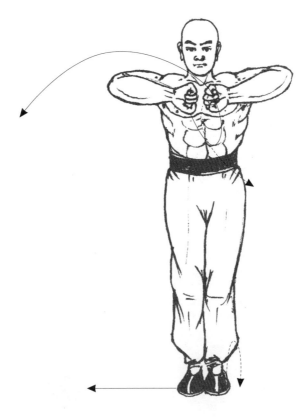

圖5-2

三、連環捶

接上勢。左腳原地震腳，右腳向右橫邁一步；兩拳由上向下在胸部下方兩腕相交，右腕在上，左腕在下。隨即，右拳由左上向右前方劈下，拳眼向上，高與右肩平；左拳小臂外旋，屈肘置於左腰間，拳心向上。（圖5-3）

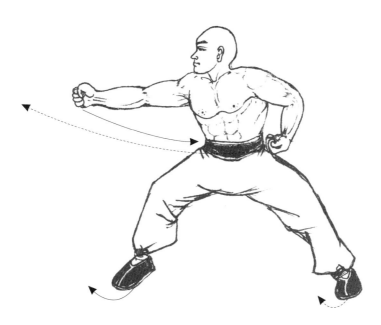

圖5-3

接著，右拳屈肘收回置於右腰間。同時，左拳向前衝拳，拳眼向裡，高與左肩平；右腳外擺，腳尖前順，左腳裡扣成右弓步。（圖5-4）

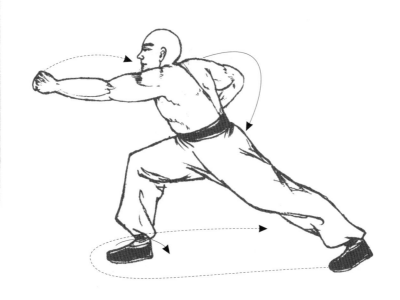

圖5-4

四、弓步雙分掌

接上勢。身體右後轉；左腳向前過右腳，隨身體後轉置於右側前方；右腳裡扣，右腿置於左腿後，成交叉步。同時，兩拳變掌，分別由下向上、再向下劃一立圓，兩小臂交叉置於腹前，右臂在上，左臂在

下，右掌心向左，左掌心向右。方向朝北。（圖
5-5、圖5-6；圖5-6為附圖）

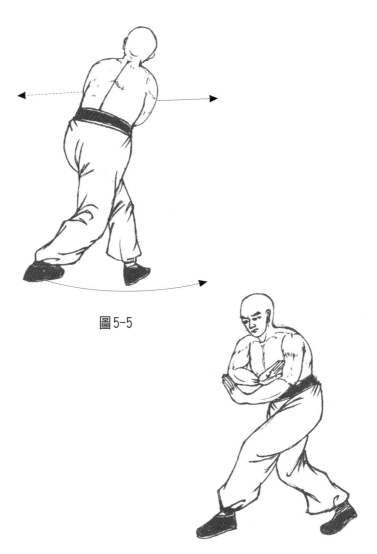

圖5-5

圖5-6

接上勢。右腳向前方邁進一步，左腳腳尖裡扣前順成右弓步。同時，兩掌分別向前、後分推成單鞭勢。方向朝東。（圖5-7）

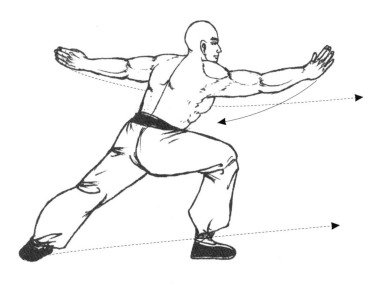

圖5-7

五、烏龍探爪

動作不停。左腳向前邁進一步，腳尖點地，成左虛步。同時，右掌屈肘回收置於右胯旁，掌心向下成俯掌；左掌由後向前推掌，掌心向前，虎口斜向上，高與眉齊。方向朝東。（圖5-8）

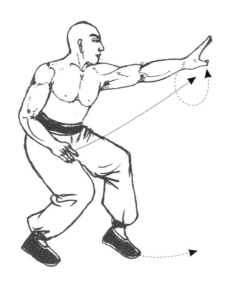

圖5-8

六、黃羊探蹄

接上勢。左腳向
前進半步，左腿略
屈；右腿略伸直成左
高弓步。同時，右掌
前伸附於左腕上；左
掌先向左、再向右劃
一小平圓抓擄變拳回
帶，拳心向下。（圖
5-9）

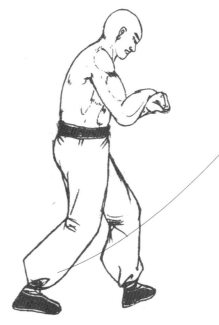

圖5-9

231

兩手不變；右腿向前踹出，高與腹平。（圖5-10）

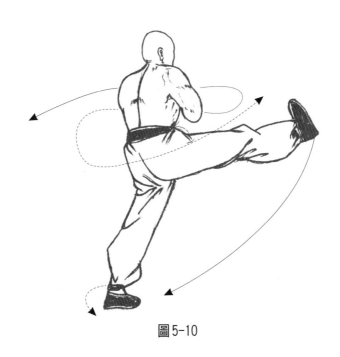

圖5-10

七、流星拳

接上勢。右腳屈腿回收落步，上體左後轉，左腳外擺成左弓步。同時，右掌變拳與左拳隨上體左後轉向左橫擊，置於右側前方，拳心向下，高與右肩平；左拳置於身體左側後方，拳心亦向下，略低於左肩。方向朝西南。（圖5-11）

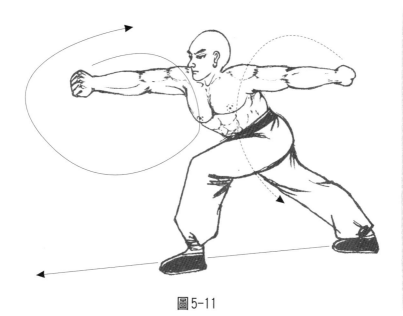

圖 5-11

八、打虎勢

接上勢。右腳向前邁進一大步，屈膝下蹲，左腳仆腿裡扣成左仆步。

同時，右拳向後、向下，再向前、向上劃一立圓屈肘上架，置於頭部右側上方，拳心斜向上；左拳向前按下，置於襠部前下方，拳眼向裡，拳心向下。方向朝西南。（圖5-12）

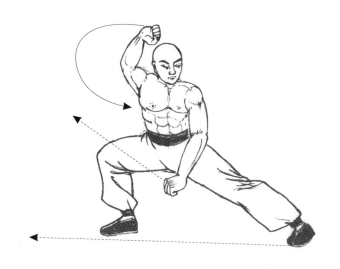

圖5-12

九、黃鶯落架

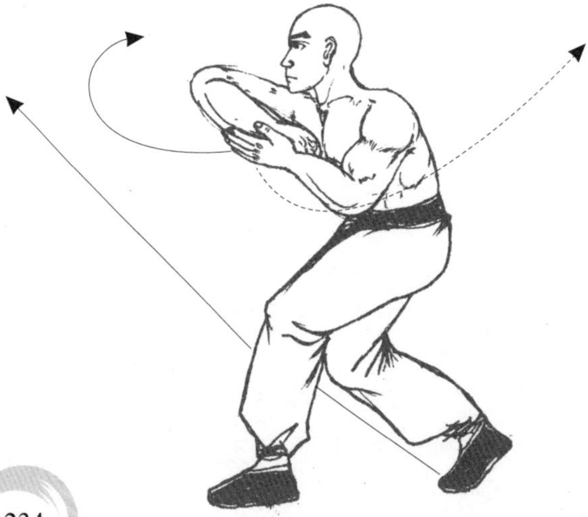

接上勢。身體右轉，左腳向前方邁一步，右腳腳跟提起成拗步。同時，右臂屈肘向前頂出；左拳變掌向右小臂外下側拍擊。方向朝西。（圖5-13）

圖5-13

十、右側踹腿

接上勢。右臂展肘，右掌向上、向右劃一半圓，置於右側後方，掌心向前，虎口向上，略低於右肩；左掌向左分開，置於左後側，虎口向上，掌心斜向前，略高於左肩。同時，右腳前踹，腳尖裡扣。（圖5-14）

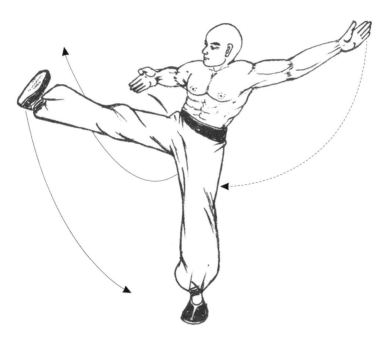

圖5-14

十一、朝天一炷香

接上勢。右腳向前落步，左腳遂邁進半步，腳尖點地，兩腿屈膝下蹲成左虛步。同時，右掌向前、向上挑起，置於右前方，五指朝上，虎口向後成立掌，高與眉齊；左掌回收，置於左大腿外側，掌心向下，五指向前，虎口向內成俯掌。（圖5-15）

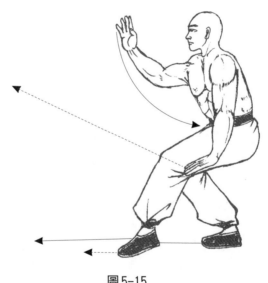

圖5-15

動作不停。左腳向前滑步，右腳遂向前邁進一步成右弓步。同時，右掌變拳屈肘回收置於右胯旁，拳心向上，拳眼向外；左掌由後前推，掌心向前，高與眉齊。（圖5-16）

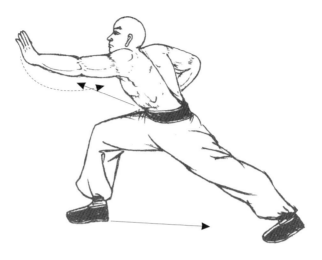

圖5-16

十二、十字手

接上勢。右腳回收一
步，置於左腳前側，兩腿
屈膝下蹲成右虛步。同
時，左掌屈肘收回，置於
胸前；右拳變掌亦置於胸
前，與左掌相交。左掌在
上，右掌在下，十指均斜
向上，兩掌背相對。（圖
5-17）

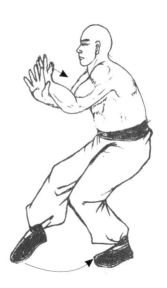

圖5-17

十三、大鵬展翅

接上勢。右腳向後收步，兩腳相並，屈膝下蹲，身體躍起左轉。同時，兩掌在小腹前相交，兩掌心相對。（圖5-18）

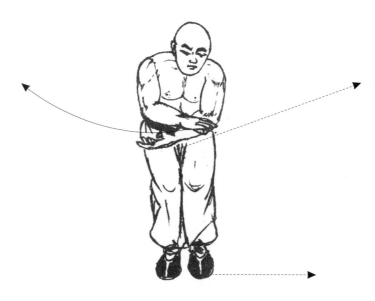

圖5-18

動作不停。左腳向左前方邁進一步，左腿屈膝下弓，右腳腳尖裡扣前順，成左弓步。同時，左掌小臂外旋向左橫掃，置於左前方，掌心向上，高與眉齊；右掌小臂內旋向右、向後橫掃，置於身體後側，掌心斜向下。（圖5-19）

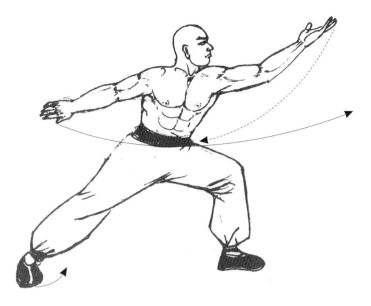

圖5-19

十四、合盤手

接上勢。步形不變，右腳尖裡扣前傾。同時，左掌變拳屈肘回收，置於左胯旁；右掌變拳向前平衝，拳眼向裡，高與肩平。（圖5-20）

動作不停。右腳向前邁進一步，成右高虛步。同時，右拳變掌屈肘繞一小平圓置於胸前，掌心向下成俯掌；左拳亦變掌，置於右掌下，兩掌相抱，掌心相對。（圖5-21）

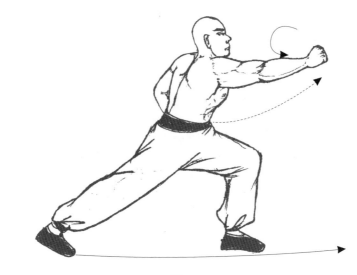

圖5-20

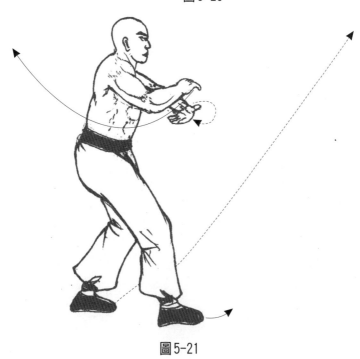

圖5-21

十五、斜踹山門

接上勢。右腳向前進半步，左腳遂向前踹踢。同時，兩掌分別向左右橫掃，右掌置於右側方，掌心向前，虎口向上，高與眉齊；左掌置於左側後方，掌心亦向前，虎口向上，略低於肩。（圖5-22）

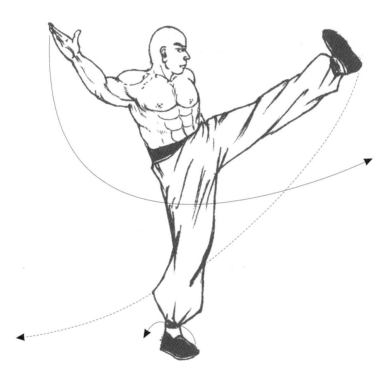

圖5-22

十六、霸王敬酒

接上勢。左腿向後落步，身體遂向左轉，右腳腳尖回扣，兩腿屈膝成馬步。同時，右掌變拳向右前方平沖，拳眼向上，高與肩平；左掌變拳屈肘置於左胯旁，拳眼向上，拳心向左。方向朝北。（圖5-23）

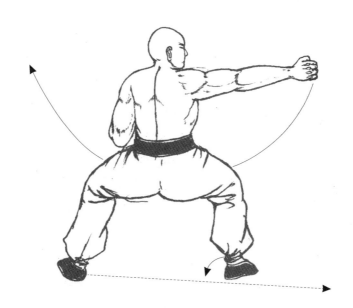

圖5-23

接上動。身體左轉，左腳向右後側倒退一步，右腳回扣成右弓步。同時，右拳向下、向前、向上，劃一半圓置於右前方，拳眼向上，高與肩平；左拳不變。方向朝西。（圖5-24）

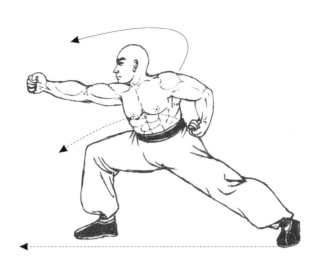

圖5-24

十七、獅子張口

接上勢。左腳向前邁進一步，腳尖點地，成左虛步。同時，右拳內旋，向上翻轉架起，置於頭部右側前上方；左拳內旋下插於腹部左側前下方，拳眼向內。方向朝西。（圖5-25）

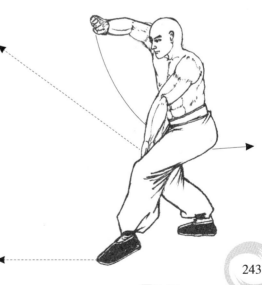

圖5-25

243

十八、摘星換斗

接上勢。左腳向前進一步，成左弓步。同時，左拳變掌向左前方平推，掌心向前，五指朝上，高與眉齊；右拳亦變掌向下、向後擄斬，變勾手置於右後側，指勾朝上，高與腰平。（圖5-26）

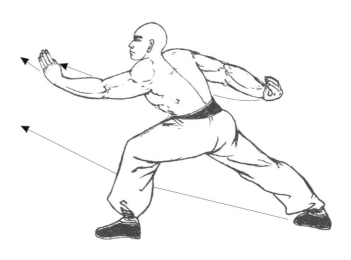

圖5-26

十九、穿袖腿

接上勢。左掌屈肘回收附於右臂裡側；右勾手變拳，由後向前平衝，拳眼向上，高與肩平。同時，右腳向前彈腿踢出。（圖5-27）

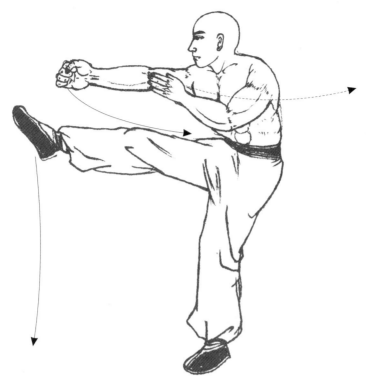

圖 5-27

二十、馬上開弓

接上勢。右腳向前落步，身體左轉，兩腿屈膝下蹲成馬步。同時，右拳屈肘回收，置於右腰側，拳心向上，拳眼向外；左掌向左前推掌，掌心向前，五指斜向上，高與眉齊。面朝東。（圖 5-28）

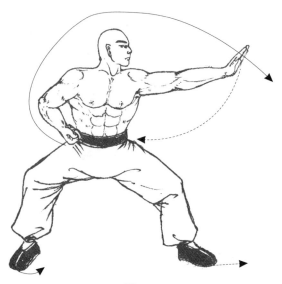

圖5-28

二十一、五雷擊頂

接上勢。上體略左
轉，左腳向前邁進半步，
成左弓步。同時，右拳向
上、向下、向前劃一半圓
蓋擊，拳面斜向下，拳心
斜向後，拳眼向左，高與
肩平；左掌變
拳，屈肘回收
置於左腰側。

（圖5-29）

圖5-29

二十二、十字手

接上勢。左腳回收半步，腳尖點地，右腿屈膝下蹲成左虛步。同時，兩拳變掌在胸前相交，右掌在上，左掌在下，兩掌心斜向外。（圖5-30）

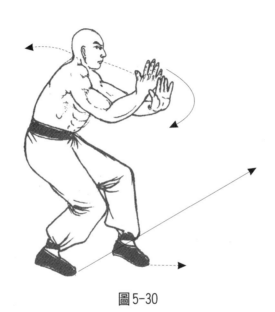

圖5-30

二十三、窩心腳

接上勢。左腳前進半步；兩掌向左右劃弧分開，兩掌心均向前，虎口向上。同時，右腳向前蹬出，腳尖後勾，高與胸齊。（圖5-31）

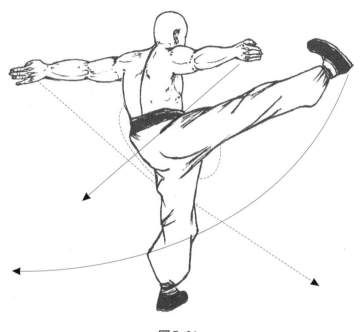

圖5-31

二十四、披身伏虎

接上勢。右腿向後落步，屈膝下蹲，左腳回扣，左腿下仆成左仆步。

同時，右掌變拳，屈肘回收置於右腰側，拳心向上，拳眼向前；左掌亦變拳內旋，向前劃一立圓反臂下插，置於左小腿後上側，拳眼向後，拳心反向上。（圖5-32）

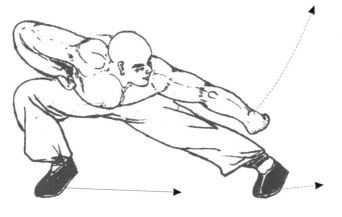

圖5-32

二十五、烏龍探爪

接上勢。身體重
心上移，左腳前進半
步，腳尖點地，右腳
遂跟進一步成左虛
步。同時，左拳變掌
向前抓劈，掌心向
前，虎口斜向上，高
與眉齊；右拳變掌置
於小腹右側下方，掌
心向下，虎口向內。
（圖5-33）

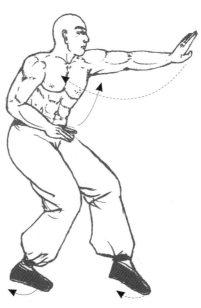

圖5-33

二十六、馬步分水掌

接上勢。上體略右轉，左腳回扣順直，右腳外擺前順，兩腿屈膝成馬步。同時，兩掌在胸前相交成十字手，右掌在上，左掌在下，左掌心斜向右，右掌心斜向左，兩虎口均向內。方向朝南。（圖5-34）

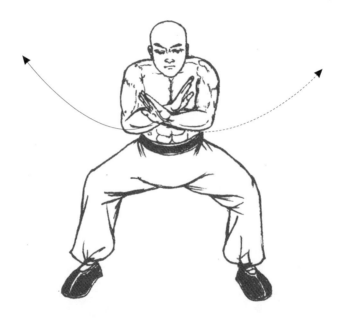

圖5-34

接上動。步形不變；兩掌由胸前向左右分開，兩掌心均向外，虎口向前成立掌，高與肩平。（圖5-35）

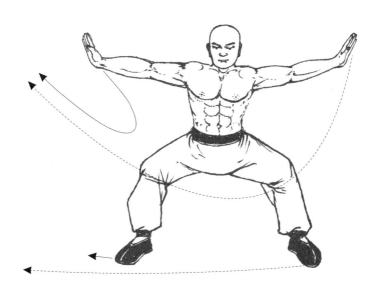

圖5-35

二十七、白猿獻書

接上勢。身體右轉，左腳向右前方邁進一大步，屈膝前弓，右腳尖分擺前順成左弓步。同時，兩掌由後向前撩捧，置於胸前，兩掌相併，虎口向外，掌心向後。方向朝西。（圖5-36）

二十八、白蛇吐信

接上勢。右腿屈膝提起向前上撞，左腿直立。同時，兩掌分別經右膝兩側下斬，置於右小腿兩側，掌心向前，虎口向外。（圖5-37）

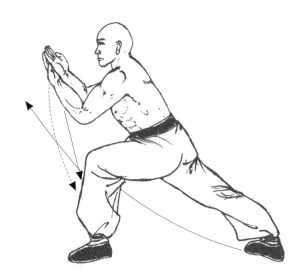

圖 5-36

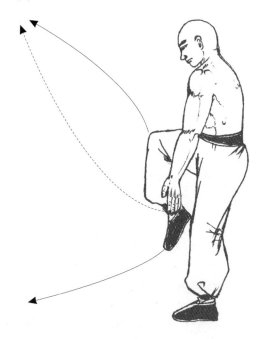

圖 5-37

二十九、雙峰貫耳

接上勢。右腳向前落一步屈膝前弓，成右弓步。同時，兩掌變拳，由後向前劃一半平圓橫擊，兩拳面相對，拳心向前，拳眼向下，高與眉齊。（圖5-38）

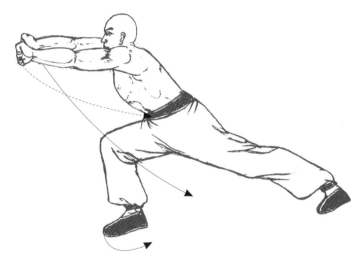

圖5-38

三十、擊地捶

接上勢。身體左轉，右腳回扣前傾，兩腿屈膝成馬步；左拳外旋，屈肘置於左腰間，拳心向上，拳眼向外；右拳向下衝拳，置於襠部右側前下方，拳心向裡，拳眼向左。方向朝南。（圖5-39）

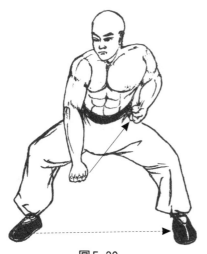

圖5-39

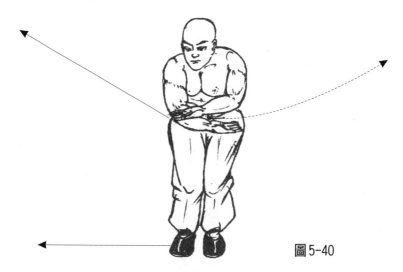

圖5-40

三十一、大鵬展翅

接上勢。右腳向左腳併步，兩腿屈膝半蹲。同時，兩拳變掌，置於腹前相交，左掌在上，掌心向下；右掌在下，掌心向上。（圖5-40）

接上動。右腳向右側前方邁進一步，屈膝下弓，成右弓步。同時，右掌向前、向右橫掃，掌心向上，虎口向外成仰掌，高與眉齊；左掌向左、向後橫掃，置於左側後方，掌心向外，虎口向下，高與腰齊。（圖5-41）

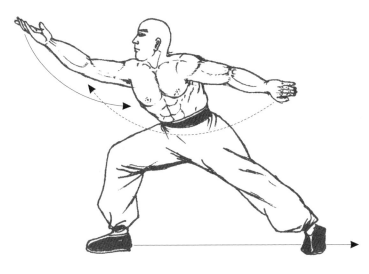

圖5-41

三十二、十字手

接上勢。右腿向後退一大步，兩腿屈膝下蹲成左虛步。同時，右掌內旋下沉，掌心斜向內，五指向上，高與目齊；左掌外旋，向前置於右掌左側，五指向上，掌心斜向內。（圖5-42）

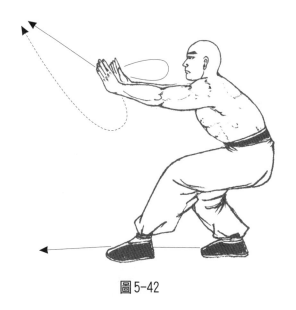

圖5-42

三十三、雙飛腳

接上勢。身體重心上移，右腳向前邁進一步，左腿伸直，腳跟提起，腳尖點地。同時，兩掌由後向前相擊，左掌在上，右掌在下，兩掌相疊，置於頭部前上方，掌心斜向前。（圖5-43）

接上動。左腳向前上方擺起，在空中屈膝下垂，腳尖向下，右腳隨左腳上擺，向前、向上踢擺，腳面繃直，腳尖向前，全身騰空。同時，左掌向左變勾手，置於左側後方；右掌向前迎拍右腳面。（圖5-44）

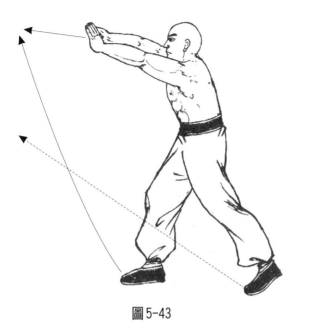

圖5-43

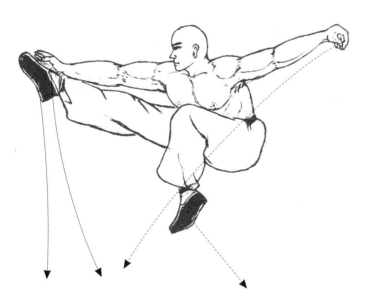

圖5-44

三十四、童子拜佛

接上勢。兩腳落地成左仆步。同時，左勾手變掌，與右掌一齊置於體前方扶地，虎口相對。（圖5-45）

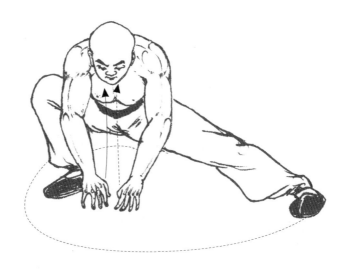

圖5-45

接上動。左腳向右掃轉一周回到原處，上體直起，仍為左仆步。

同時，兩掌屈肘上舉，置於胸前，掌心相合，十指朝上。方向朝南。（圖5-46）

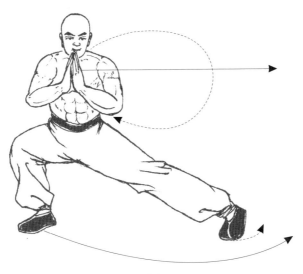

圖5-46

三十五、烏龍探爪

接上勢。右
腳向前邁進一
步,腳尖點地;
左腳外擺前順,
左腿屈膝下蹲成右虛步。
同時,左掌先向前劈掌,
然後變拳屈肘於左胯旁;
右掌向前推劈,掌心向
前,虎口撐圓,高與眉
齊。方向朝東。(圖5-47)

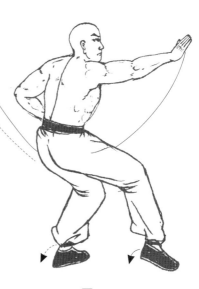

圖5-47

259

三十六、雙提手

接上勢。身體左後轉，右腳回扣，左腳外擺成左虛步。同時，左拳與右掌變勾手一齊向前屈腕提撩，虎口相對，高與肩平。方向朝西。（圖5-48）

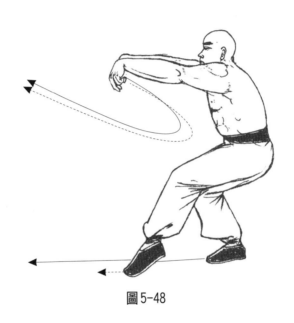

圖5-48

三十七、黑虎出洞

接上勢。左腳向前順步，右腳遂向前邁進一步，屈膝下弓成右弓步；同時，兩勾手變拳屈肘回收，置於胸前，拳眼向上，拳心相對。然後，兩拳再向前平衝，拳眼向上，拳心相對，高與肩平。（圖5-49）

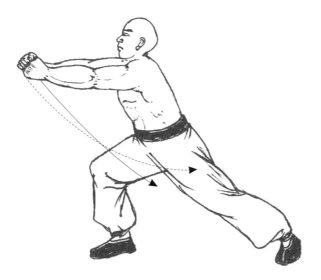

圖5-49

三十八、野馬闖槽

接上勢。步形不變；兩拳同時下攦，右拳置於右大腿裡側，拳心向外，拳眼向前；左拳置於左大腿裡側，拳眼向前，拳心向裡；上體前傾，右肩前靠。（圖5-50）

三十九、橫掃千軍

接上勢。身體左轉，右腳回扣，左腳外擺。同時，右拳屈肘置於右胯旁；左拳外旋向前、向左橫掃，拳心向裡，拳眼向上，高與肩平。（圖5-51）

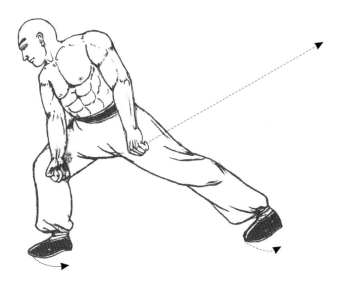

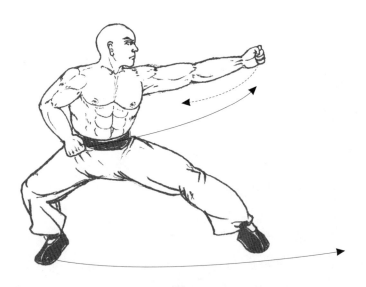

圖5-50

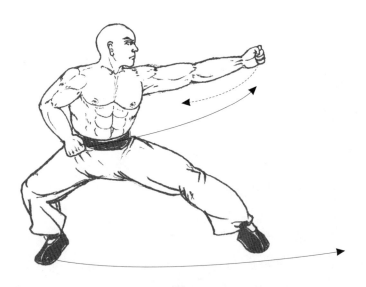

圖5-51

四十、黃鶯落架

接上勢。身體重心前移，右腳向前邁進一步，右腿屈膝略弓；左腳外擺前順，左腿亦屈膝略弓成右高弓步。同時，左拳屈臂頂肘，肘尖向前；右掌拍附於左小臂外側。（圖5-52）

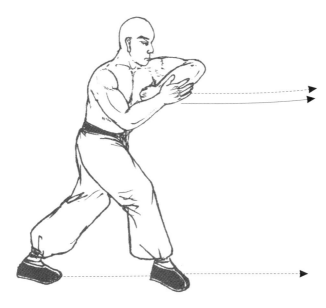

圖5-52

四十一、推山入海

接上勢。身體重心前移，左腳向前邁進一步，左腿屈膝下弓，成左弓步。同時，左拳變掌，與右掌一

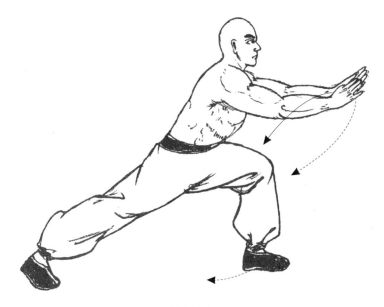

圖5-53

齊向前平推，兩虎口相對，掌心向前，高與肩平。
（圖5-53）

四十二、手揮琵琶

接上勢。左腳回收半步，腳尖點地，右腿屈膝下
蹲成左虛步。同時，兩掌屈肘回收，左掌在前，掌心
向內，虎口向上，低於肩；右掌置於左肘裡側，掌心
向內，虎口向上。（圖5-54）

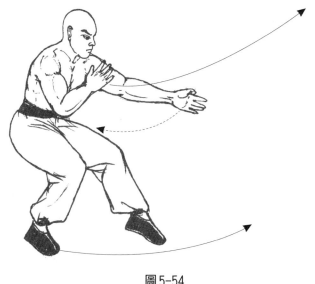

圖5-54

四十三、毒龍入海

接上勢。身體重心前移；右腳向前邁進一大步，右腿屈膝下弓；左腳腳尖前順踏實成右弓步。同時，左掌變拳屈肘回收，置於左胯旁，拳心向上，拳眼向外；右拳向前推劈，掌心向前，虎口斜向上，高與眉齊。（圖5-55）

四十四、沖天炮

接上勢。左腳向前邁進一步，腳尖點地，成左虛步。同時，右掌變拳屈肘回收，置於右胯旁；左拳向

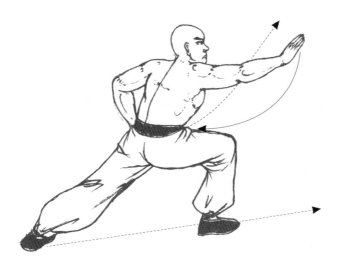

圖 5-55

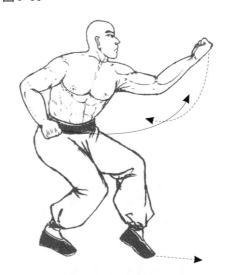

圖 5-56

前上捲衝拳，拳心向裡，拳眼向外，高與眼平。（圖
5-56）

四十五、丹鳳朝陽

接上勢。左腳向前邁進一步，左腿屈膝下弓，成左弓步。同時，兩拳變掌，在胸前方相交，右掌在上，左掌在下，兩掌背斜相對，五指均向上成立掌。（圖5-57）

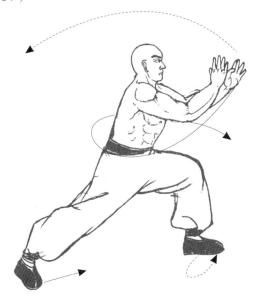

圖 5-57

接上勢。身體右後轉，左腳回扣，右腳外擺，腳尖點地成右高虛步。同時，右掌由左向右、向前、向後橫攄劃一平圓，變勾手置於右側後方；左掌向上、向前甩腕亮掌，置於左側前上方，掌心斜向外，虎口斜向前。方向斜朝西北。（圖5-58）

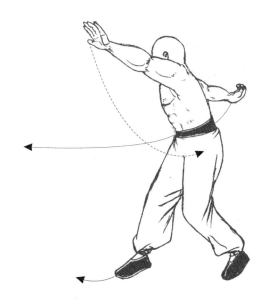

圖5-58

四十六、連環捶

接上勢。右腳向右側進半步，腳尖裡扣前傾，右腿屈膝下蹲成馬步。同時，左掌向下、向後攦帶變拳屈肘置於左胯旁，拳心向上，拳眼向外；右勾手變拳向前平衝，拳眼向上，拳心向裡，高與肩平。（圖5-59）

接上動。身體略右轉，右腳外擺前順；左腳回扣成右弓步。同時，右拳屈肘回收，置於右胯旁，拳心向上，虎口向外；左拳向前平衝，拳眼向裡，拳面朝前，略低於右肩。（圖5-60）

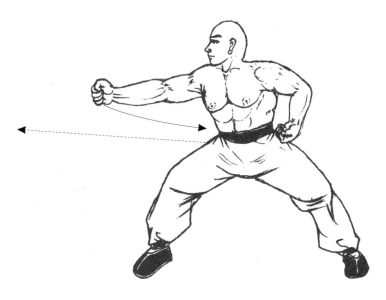

圖5-59

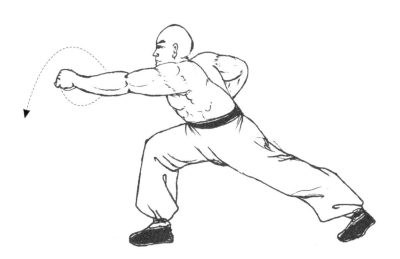

圖5-60

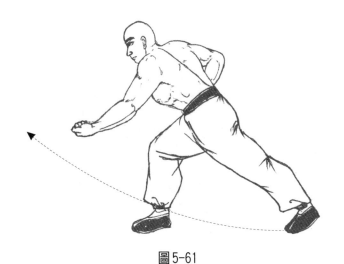

圖5-61

四十七、千腕寸腿

接上勢。步形不變；左拳外旋，向下、向後，再向上、向前，繞一小立圓反腕下砸，拳心向上，拳眼向外，高與膝平。目視左拳。（圖5-61）

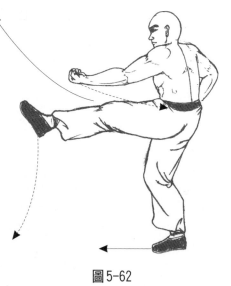

圖5-62

接著，身體重心略上移，左腳前踢，腳面繃直，高與襠平。（圖5-62）

四十八、烏龍探爪

接上勢。左腳向前落步，腳尖點地，右腳遂跟進半步，屈膝下蹲成左虛步。同時，左拳變掌，屈肘回收置於左胯旁，掌心向上，虎口向外；右拳亦變掌向前平推，掌心向前，虎口斜向上，高與眉齊。

（圖5-63）

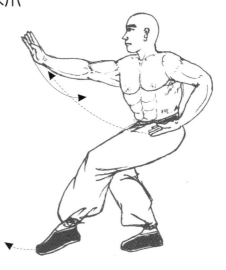

圖5-63

四十九、十字手

接上勢。左腳稍進，仍為左虛步。同時，兩拳變拳在胸前相交，右掌在上，左掌在下，兩掌心斜相對。（圖5-64）

五十、雙飛腳

接上勢。身體重心上移，右腳向前邁進一步，左腿伸直，腳跟提起，腳尖點地。同時，兩掌由後向前

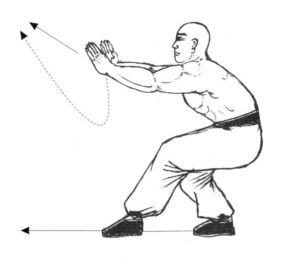

圖5-64

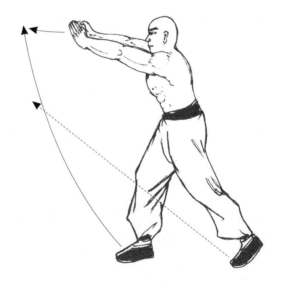

圖5-65

相擊，左掌在上，右掌在下，兩掌相疊，置於頭部前
上方，掌心斜向前。（圖5-65）

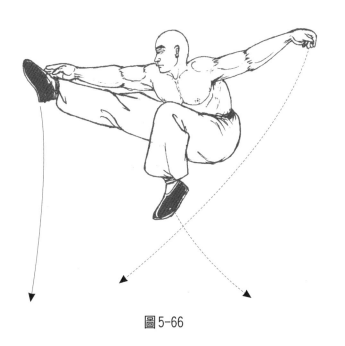

圖5-66

接上動。左腳向前上方擺起，在空中屈膝下垂，腳尖向下，右腳隨左腳上擺，向前、向上踢擺，腳面繃直，腳尖向前，全身騰空。同時，左掌向左變勾手，置於左側後方；右掌向前迎拍右腳面。（圖5-66）

五十一、開天闢地

接上勢。身體左轉，兩腳落地成左仆步。同時，右掌變拳，屈臂回收置於右側下方，拳心向上，拳眼向外；左勾手變掌向下劈斬，置於體前方，掌心向裡，虎口向右，離地約一拳。（圖5-67）

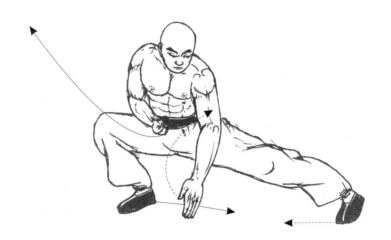

圖5-67

五十二、沖天炮

接上勢。身體右
轉，重心後移；左腿屈
膝下蹲；右腳向後退半
步，腳尖點地成右虛
步。同時，左掌變拳屈
肘回收，置於左胯旁，
拳心向上，拳眼向外；
右拳向前、向上勾衝，
拳心向後，拳眼向外，
高與眼平。（圖5-68）

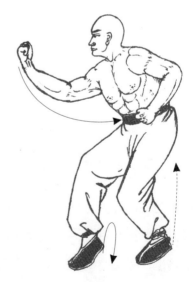

圖5-68

五十三、黑虎出洞

接上勢。右腳原地震腳，左腳屈膝上提，腳尖下垂；右拳屈肘回收，置於右胯旁，拳心向上，虎口向外；左拳不變。（圖5-69）

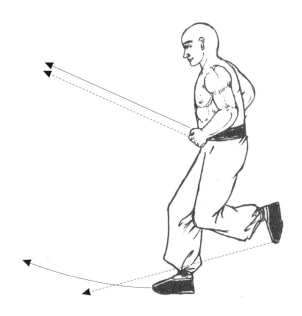

圖5-69

接著，左腳向前落步；右腳遂過左腳向前邁進一步，右腿屈膝下弓成右弓步。同時，兩拳向前平衝，拳心相對，拳眼向上，高與肩平。（圖5-70）

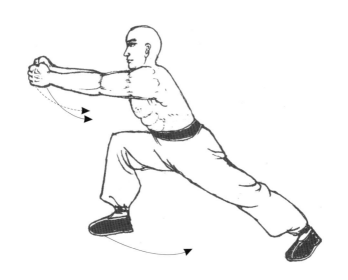

圖 5-70

五十四、十字手

接上勢。身體重心
後移；右腳向後退步，
腳尖點地，左腿屈膝下
蹲成右虛步。同時，兩
拳變掌在胸前相交，左
掌在上，右掌在下，兩
掌背斜相對，掌心斜向
外。方向朝西。（圖
5-71）

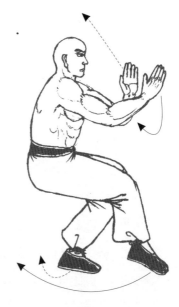

圖 5-71

五十五、鷂子翻身

接上勢。身體右轉，右腳回扣踏實；左腳外擺，腳尖點地成左高虛步。同時，兩掌左右分開，左掌在前，掌心向裡，虎口向上，略高於左肩；右掌在後，掌心斜向下，略低於右肩。方向朝東。（圖5-72）

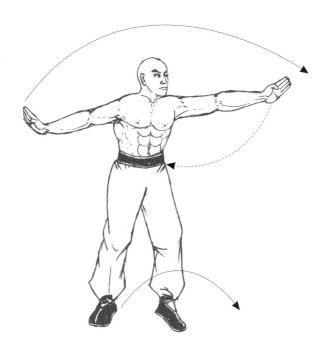

圖5-72

接著，身體左轉，上體前俯；右腳向前邁進一步，左腳腳尖外擺；右掌向前、向下劃弧置於後上

方，掌心向後；左掌屈肘
置於右腋下，掌心向外。
方向朝北。（圖5-73）

接著，身體左後轉，
左腳向右、向後、向上擺
起，屈腿置於左側前方，
隨轉體後轉。同時，左掌
隨身體左後轉置於左前上
方；右掌置於右側後方。
（圖5-74）

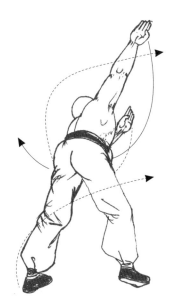

圖5-73

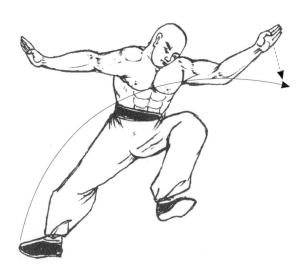

圖5-74

接著，身體繼續左轉，右腳蹬地以裡合腿上踢，身體騰空。同時，左掌迎擊右腳掌。（圖5-75）

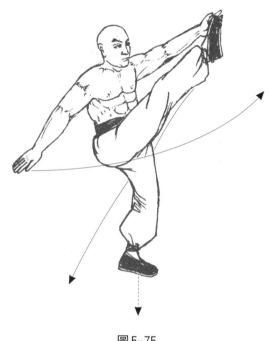

圖5-75

五十六、回龍手

接上勢。身體左轉，左腳落地屈膝跪蹲，腳尖點地；右腳亦隨轉體落地，置於左腳前屈膝下蹲。同時，左掌變拳，屈肘置於胸前，拳心向下，拳眼向內；右掌亦變拳，置於右側後方，拳眼向上，拳心向裡，高與肩平。方向朝西。（圖5-76）

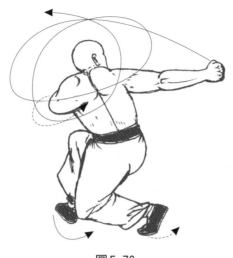

圖 5-76

五十七、猿猴坐洞

接上勢。身體左後轉，左腳外擺，腳尖點地，右腳裡扣屈膝下蹲成左虛步；同時，兩拳均向左劃一平圓在胸前相交，右拳在外，左拳在內。隨即，右拳變掌，小臂內旋上舉置於頭部右上方，掌心向上，虎口向前；左拳內旋下壓，置於右胸側下方，拳心向外，拳眼向下。方向朝東。（圖 5-77）

五十八、白馬探蹄

接上勢。左腳向前邁進一步屈膝下弓，成左弓步。同時，右掌變拳向前平衝，拳眼向上，拳心向

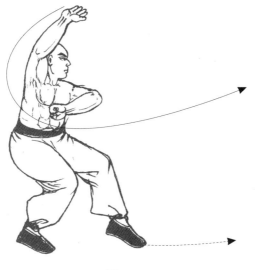

圖5-77

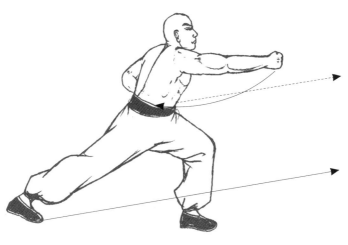

圖5-78

裡，高與肩平；左拳回收置於左胯旁，拳眼向外。
（圖5-78）

281

接著，身體重心上移，左腿直立，右腳向前蹬出，腳尖朝上，腳掌向前，高與膝平。同時，右拳屈肘回收置於右腰間，拳心向上，拳眼向外；左拳變掌向前平推，掌心向前，五指向上成立掌，高與肩平。（圖5-79）

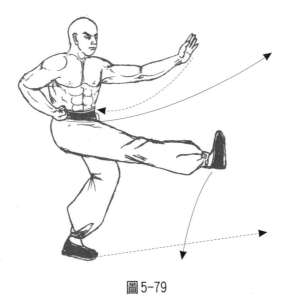

圖5-79

五十九、龍虎相交

接上勢。右腳前落，左腳遂進一步屈膝下弓成左弓步。同時，左掌變拳屈肘回收，置於左腰間，拳心向上，拳眼向外；右拳變掌向前平推，掌心向前，虎口向裡成立掌，高與肩平。（圖5-80）

接著，身體重心前移，左腿伸直，右腳向前踢

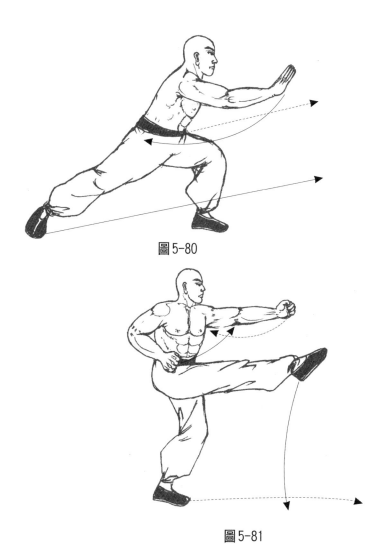

圖5-80

圖5-81

出，腳面繃直，腳尖向前，高與腰齊。同時，右掌變拳屈肘回收置於右腰間，拳心向裡，拳眼向上；左拳向前平衝，拳心向裡，拳眼向上，高與左肩平。（圖5-81）

六十、雙分掌

接上勢。右腳向前落步，左腳遂進一步，左腿屈膝下蹲成左弓步。同時，兩拳變掌在胸前方相交，右掌在上，左掌在下，掌背斜相對，掌心斜向外，掌根高與肩平。（圖5-82）

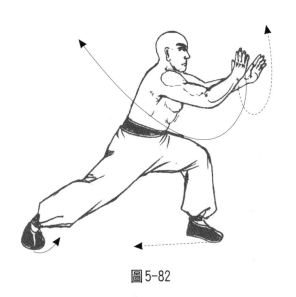

圖5-82

接著，身體重心後移；左腳向後退半步，腳尖點地，右腳尖裡扣順直，右腿屈膝下蹲成左虛步。同時，兩掌分別向下、向左、向右劃弧向上分開，置於頭部左右兩側前上方，掌心斜向上，虎口斜向前。方向朝東。（圖5-83）

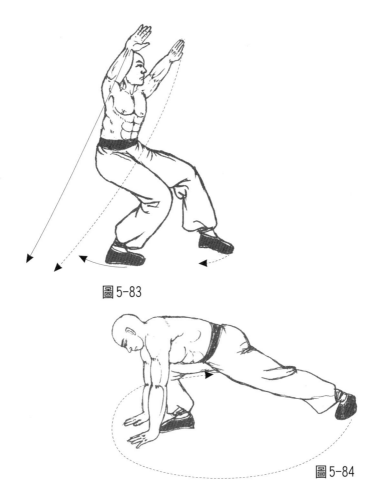

圖5-83

圖5-84

六十一、掃趟腿

接上勢。上體俯身右後轉；右腳向前擺進一步，屈膝向前弓；左腳腳尖回扣順直成右弓步。同時，兩掌隨上體後轉下按，扶於右腳前方兩側，十指朝前，虎口相對。方向朝西。（圖5-84）

接著，右腳腳跟提起，以前腳掌為軸，左腳向前、向後掃轉一周回置原處。同時，兩掌隨左腳掃轉亦旋轉一周置於原處。（圖5-85）

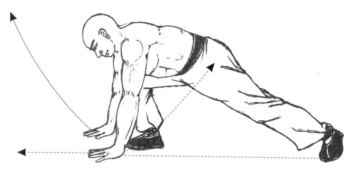

圖5-85

六十二、陰陽掌

接上勢。身體重心上移，左腳上步，腳尖點地，右腿屈膝下蹲成左虛步。同時，右掌向上、向前劈掌，掌心斜向下，虎口向裡；左掌屈肘回收，置於左胯旁，掌心向上，虎口向外。（圖5-86）

接著，左腳向前進半步，右腳遂跟半步。同時，右掌屈肘回收，置於右胯旁，掌心向下，虎口向內；左掌向前上托出，掌心向上，虎口向外。（圖5-87）

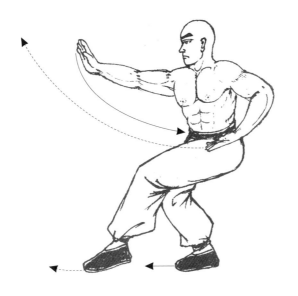

圖5-86

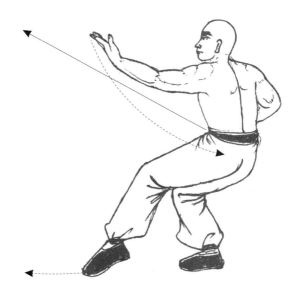

圖5-87

287

六十三、鐵牛耕地

接上勢。左腳向前進一步，左腿屈膝下弓成左弓步。同時，左掌變拳屈肘回收，置於左胯旁，拳心向上，拳眼向外；右掌變拳向前平衝，拳心向下，拳眼向裡，高與肩平。（圖5-88）

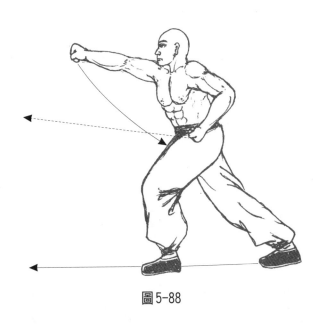

圖5-88

接著，右腳向前進一步，右腿屈膝下弓，成右弓步。同時，右拳屈肘回收置於右胯旁；左拳向前平衝，拳心向下，拳眼向裡，高與肩平。（圖5-89）

接著，身體左轉，右腳向左蓋步，屈膝下弓，置於左腳前；左腳屈膝下跪置於右大腿下，腳掌著地，

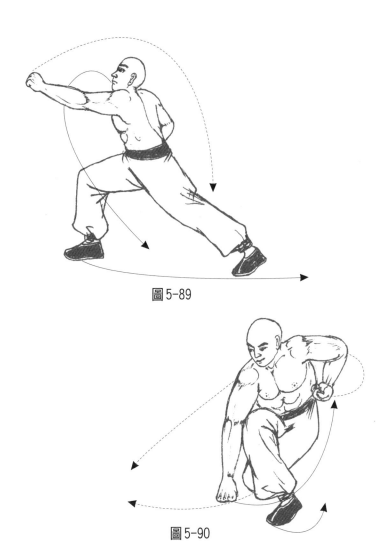

圖5-89

圖5-90

腳跟上提成坐盤勢。同時，左拳向後劃弧屈肘置於左腰間，拳心向上，拳眼向外；右拳向上、向左、向下劃半個立圓下砸，置於右腿側前下方，拳心向後，拳眼向裡。（圖5-90）

六十四、披身伏虎

接上勢。身體左後轉，右腳裡扣，右腿屈膝下蹲，左腳向左進一步，左腿平伸成左仆步。同時，右拳隨轉體屈肘置於右腰間，拳心向上，拳眼向外；左拳變掌向左、向前、向下橫斬，置於左小腿上方，掌心向上，虎口向外。方向朝北。（圖5-91）

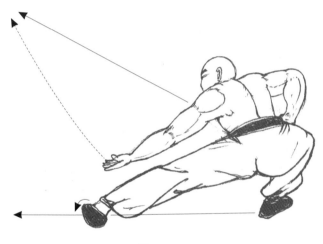

圖5-91

六十五、雙峰貫耳

接上勢。身體重心前移，左腳尖外擺前順，右腳向前進一步，右腿屈膝下弓成右弓步。同時，左掌變拳與右拳分別從左右兩側向上、向前劃一平圓橫擊，

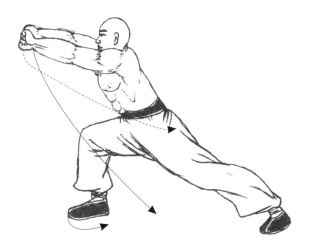

圖5-92

兩拳面相對，拳心向
前，拳眼向下，高與眉
齊。方向朝西。（圖
5-92）

六十六、擊地捶

接上勢。身體左
轉，右腳回扣前傾，兩
腿屈膝成馬步；左拳外

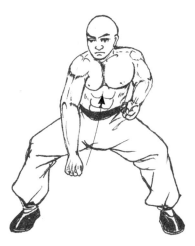

圖5-93

旋，屈肘置於左腰間，拳心向上，拳眼向外；右拳從
上向下衝拳，置於襠部右側前下方，拳心向裡，拳眼
向左。方向朝南。（圖5-93）

291

六十七、犀牛望月

接上勢。兩拳在小腹前側相交，左拳在上，右拳在下，兩拳心斜向裡，拳眼斜向外。（圖5-94）

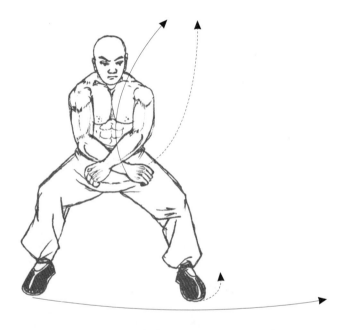

圖5-94

接著，身體左轉，左腳外擺前順，右腳向前進一步，右腿屈膝下弓成右弓步。同時，兩拳變掌，分別從左右向上劃弧前托，兩掌心斜向上，虎口斜向內，置於頭部前上方。（圖5-95）

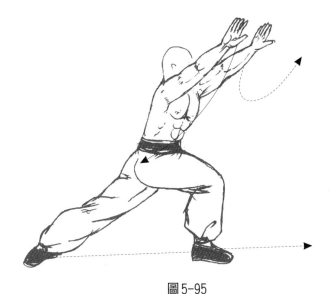

圖 5-95

六十八、烏龍探爪

接上勢。左腳向前邁進一步，腳尖點地；右腳外擺前順，右腿屈膝下蹲成左虛步。同時，右掌先向前劈掌，然後收於右胯旁；左掌向前推劈，掌心向下，虎口撐圓，高與喉齊。方向朝西。（圖 5-96）

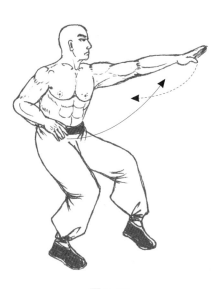

圖 5-96

六十九、十字手

接上勢。左掌內旋，屈肘回收置於胸前，掌心向內，五指向上，高與眉齊；右掌外旋，向前屈肘置於左腕之上，五指向上，掌心向內。（圖5-97）

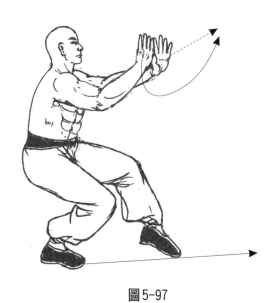

圖5-97

七十、雙飛腳

接上勢。身體重心上移，右腳向前邁進一步，左腳伸直，腳跟提起，腳尖點地。同時，兩掌由後向前相擊，左掌在上，右掌在下，兩掌相疊，置於頭部前上方，掌心斜向前。（圖5-98）

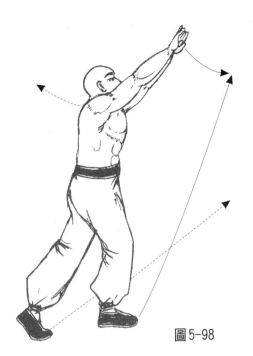

圖5-98

接上動。左腳向前上方擺起，在空中屈膝下垂，腳尖向下，右腳隨左腳上擺，向前、向上踢擺，腳面繃直，腳尖向前，全身騰空。同時，左掌向左變勾手，置於左側後方；右掌向前迎拍右腳面。（圖5-99）

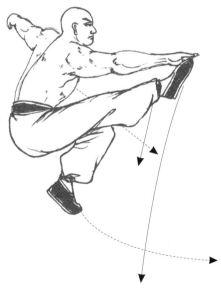

圖5-99

七十一、十字手

接上勢。兩腳落地，左腳在前，腳尖點地，右腳在後，兩腿屈膝成左虛步。同時，左勾手變掌，與右掌在身體前方相交，右掌在上，左掌在下，兩掌背斜相對，掌心斜向外，高與胸齊。（圖5-100）

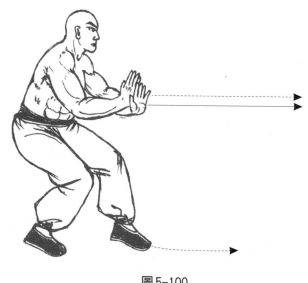

圖5-100

七十二、黑虎出洞

接上勢。左腳向前順步，屈膝下弓成左弓步。同時，兩掌變拳屈肘回收，置於胸前，拳眼向上，拳心相對，然後再向前平衝，拳眼向上，拳心相對，高與

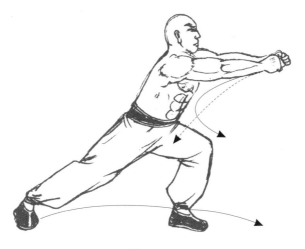

圖5-101

肩平。（圖5-101）

七十三、虎踞龍盤

接上勢。身體右轉，右腳向左腳後方倒插一步，兩腿相交，左腿在前，右腿在後，屈膝半蹲。同時，右拳向右、向下、向左橫裹，置於左胯旁，拳心向下，拳眼向後；左拳小臂內旋，與右臂相交置於右側方，拳心向下，拳眼向後。方向朝南。（圖5-102）

七十四、關公挑袍

接上勢。身體後轉，左腳裡扣，右腳外擺成馬步。同時，右拳向右橫擊，置於右側前方，拳心向裡，拳眼向上，高與右肩齊；左拳向後、向左橫掃，

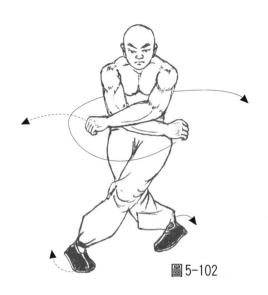

圖5-102

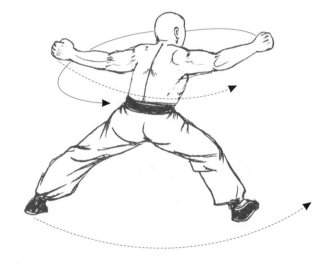

圖5-103

置於左側後方，拳心向裡，拳眼向上，高與左肩齊。
方向朝北。（圖5-103）

七十五、抱虎歸山

接上勢。身體左後轉，左腳向後、向右掃轉半周，左腿屈膝下弓，右腿下仆伸直成右仆步。同時，兩拳隨身後轉掄掃，屈肘置於兩腰間，拳心均向上，拳眼均向外。方向朝南。（圖5-104）

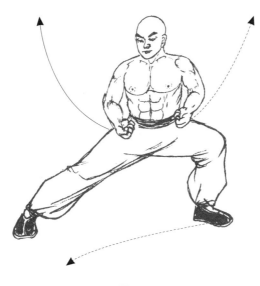

圖5-104

七十六、靈獼護腦

接上勢。重心移於右腳；左腳向右側前方進一步，腳尖點地成左虛步。同時，右拳變掌，向左上方

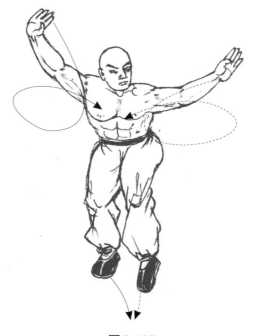

圖5-105

架托，掌心斜向前，虎口斜向裡；左拳亦變掌，向左
前方推出，掌心斜向前，虎口斜向裡。（圖5-105）

七十七、金龍鎖口

接上勢。左腳前趨踏實，右腳向左腳併步，兩腿
併立。同時，兩掌變拳，向裡、向外、再向裡繞一平
圓，屈肘置於胸前，兩拳面相對，拳心向前，拳眼向
下。方向朝南。（圖5-106）

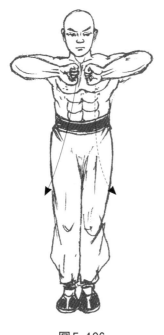
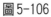
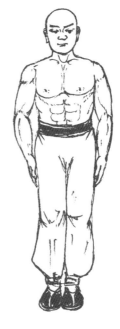

圖5-106   圖5-107

七十八、收 勢

　　接上勢。兩拳變掌，下落垂於大腿兩側，掌心貼靠大腿，虎口向前；方向朝南。放鬆全身，調勻呼吸，全套收勢。（圖5-107）

彩色圖解太極武術

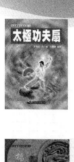 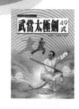 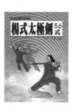 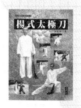 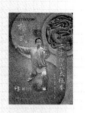

 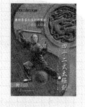 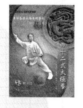 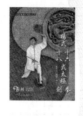 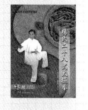

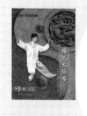 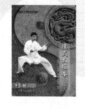 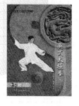 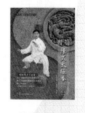 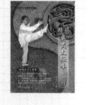

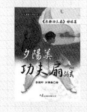 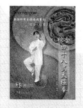 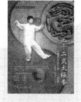 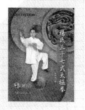 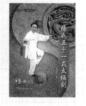

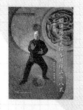 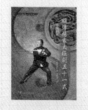 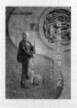

歡迎至本公司購買書籍

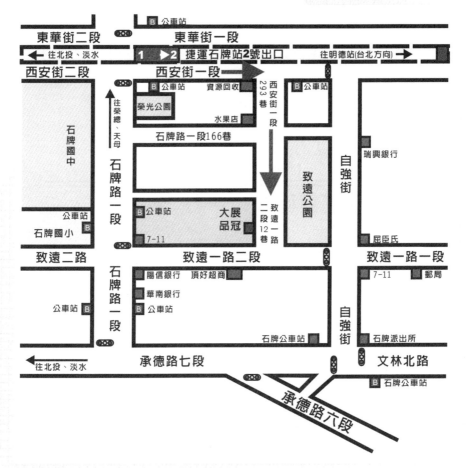

建議路線

1. 搭乘捷運‧公車

　　淡水線石牌站下車，由石牌捷運站２號出口出站(出站後靠右邊)，沿著捷運高架往台北方向走(往明德站方向)，其街名為西安街，約走100公尺(勿超過紅綠燈)，由西安街一段293巷進來(巷口有一公車站牌，站名為自強街口)，本公司位於致遠公園對面。搭公車者請於石牌站(石牌派出所)下車，走進自強街，遇致遠路口左轉，右手邊第一條巷子即為本社位置。

2. 自行開車或騎車

　　由承德路接石牌路，看到陽信銀行右轉，此條即為致遠一路二段，在遇到自強街(紅綠燈)前的巷子(致遠公園)左轉，即可看到本公司招牌。

國家圖書館出版品預行編目資料

甘鳳池易筋經秘功／吳天佑 原著 三武組 整理
——初版，——臺北市，大展，2019〔民108.12〕
面；21公分 ——（武術秘本圖解；4）
ISBN 978－986－346－275－0（平裝）

1. 氣功

413.94 108016926

甘鳳池易筋經秘功

原　　著／吳天佑

整　　理／三武組

責任編輯／何宗華

發 行 人／蔡森明

出 版 者／大展出版社有限公司

社　　址／台北市北投區（石牌）致遠一路2段12巷1號

電　　話／（02）28236031・28236033・28233123

傳　　眞／（02）28272069

郵政劃撥／01669551

網　　址／www.dah-jaan.com.tw

E－mail／service@dah-jaan.com.tw

登 記 證／局版臺業字第2171號

承 印 者／傳興印刷有限公司

裝　　訂／眾友企業公司

排 版 者／弘益電腦排版有限公司

授 權 者／安徽科學技術出版社

初版1刷／2019年（民108）12月

定價／300元

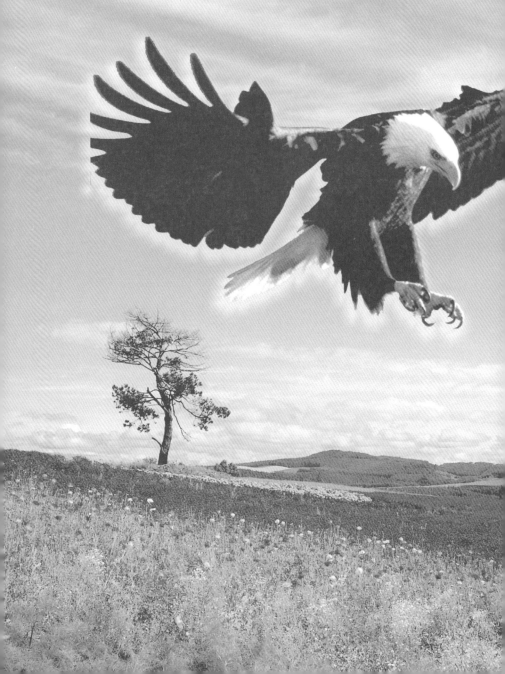

大展好書　好書大展
品嘗好書．冠群可期